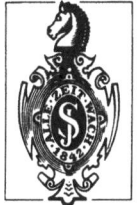

Hans Mohl

Rauchen?

Der erfolgreiche Ausstieg

Springer-Verlag
Berlin Heidelberg New York
London Paris Tokyo
Hong Kong Barcelona
Budapest

Mit 26 Abbildungen

ISBN-13:978-3-540-59299-0   e-ISBN-13:978-3-642-93569-5
DOI: 10.1007/978-3-642-93569-5

Dieses Werk ist urheberrechtlich geschützt. Die dadurch begründeten Rechte, insbesondere die der Übersetzung, des Nachdrucks, des Vortrags, der Entnahme von Abbildungen und Tabellen, der Funksendung, der Mikroverfilmung oder der Vervielfältigung auf anderen Wegen und der Speicherung in Datenverarbeitungsanlagen, bleiben, auch bei nur auszugsweiser Verwertung, vorbehalten. Eine Vervielfältigung dieses Werkes oder von Teilen diese Werkes ist auch im Einzelfall nur in den Grenzen der gesetzlichen Bestimmungen des Urheberrechtsgesetzes der Bundesrepublik Deutschland vom 9. September 1965 in der jeweils geltenden Fassung zulässig. Sie ist grundsätzlich vergütungspflichtig. Zuwiderhandlungen unterliegen den Strafbestimmungen des Urheberrechtsgesetzes.

© Springer-Verlag Berlin Heidelberg 1995

Redaktion: Ilse Wittig, Heidelberg
Umschlaggestaltung: Bayerl & Ost, Frankfurt
unter Verwendung einer Illustration von Tom Wesselmann,
© VG Bild-Kunst, Bonn 1995
Innengestaltung: Andreas Gösling, Bärbel Wehner, Heidelberg
Herstellung: Andreas Gösling, Heidelberg
Satz: Datenkonvertierung durch Springer-Verlag

67/3130 – 5 4 3 2 1 0 – Gedruckt auf säurefreiem Papier

Inhaltsverzeichnis

Vorwort VII

1 Der Ausstieg: Fünf Schritte zum Erfolg   1
Ein Studioerlebnis überzeugte   2

2 Welcher Rauchertyp sind Sie?   5
Die Rauchertypen   5
Die Selbstanalyse   8
Sie sind nicht allein 15

3 Rauchen gefährdet Ihre Gesundheit ... 18
Tod durch Rauchen 19
Vom Heilmittel zum Risikofaktor Nr. 1 25
Gifte im Tabakrauch 44
Ladykiller: Frauen in besonderer Gefahr 52

4 Die Entscheidung gegen das Rauchen   63
Was spricht dagegen,
Nichtraucher zu werden? 63
Die Tricks der Werbung 69
Nichtrauchen spart Geld 80
Die Belohnung für Sie und Ihre Mitmenschen .. 86
Hilfestellung für Zweifler: Über 75 Schlagzeilen aus der medizinischen Fachpresse 95

Prüfen Sie sich: Mit Pro und Contra
zur Entscheidung 99

5 Der geplante Ausstieg 103
Der richtige Zeitpunkt 103
Die letzten Tage als Raucher 105
Der Tag X 110

**6 Auf verschiedenen Wegen zum Erfolg:
von der Akupunktur
bis zum Zigarettenersatz** 114

7 Das Anti-Rückfall-Programm 134

**8 Wie andere es geschafft haben:
erfolgreiche Aussteiger berichten** 143

**9 Rauchzeichen: Sprüche,
die den Rücken stärken** 167

10 Nützliche Adressen 170

11 Literatur und Quellen 173

Statt eines Vorwortes:
Ein Satz, der die Wende brachte

Ich werde diesen Tag nie vergessen. Diesen Tag und diesen Brief, der mir einen Befund aus der medizinischen Universitätsklinik in Freiburg brachte. Und diesen Satz, der mir schwarz auf weiß ankündigte: »Wenn Sie das Rauchen nicht aufgeben, müssen Sie mit einem frühen Herztod rechnen.«

Bis zu diesem Tag hatte ich täglich mindestens 20, 30 Zigaretten geraucht. Morgens nach dem Frühstück zündete ich die erste an, kurz vor dem Schlafen die letzte. Ich meinte, ohne Zigarette keinen vernünftigen Gedanken fassen zu können. Wenn ich mich an die Schreibmaschine setzte, griff ich schon automatisch zur Zigarette. Vor und nach jeder Sendung war ganz selbstverständlich, daß ich rauchen mußte. Ein Essen ohne Zigarette war ganz undenkbar für mich. Sie gehörte dazu – zu meinem Alltag, meinem Leben. Unvorstellbar, daß ich darauf verzichten konnte.

Ob ich morgens viel husten mußte, weiß ich nicht mehr. Auf das achtet ein Raucher ja kaum. Aber daß ich sehr oft erkältet war, sehr oft Halsschmerzen hatte, daran erinnere ich mich noch sehr gut. Und daß mich dann Beschwerden hinter dem Brustbein zu Professor Reindell in Freiburg führten.

Er hatte mich auf Herz und Nieren untersucht. Das ganze diagnostische Programm hatte ich durchlaufen. Blut- und Harnanalysen, Ruhe-EKG, Belastungs-EKG, Röntgenaufnahmen. Mit Spannung und einer gewissen Unruhe sah ich dem angekündigten Befund entgegen. Immerhin kam er von einer weltweit anerkannten Kapazität. Professor Reindell war nicht nur langjähriger Olympiaarzt gewesen, war nicht nur Präsident der Deutschen Gesellschaft für Sportmedizin, sondern vor allem auch – und darauf legte er großen Wert – ein renommierter Röntgenspezialist und Internist. Sein Urteil hatte also Gewicht, konnte nicht so leicht ignoriert werden. Deshalb traf es mich auch wie einen Schock, als ich las: »Wenn Sie das Rauchen nicht aufgeben, müssen Sie mit einem frühen Herztod rechnen.«

Hätte er mir das nur gesagt, hätte mich das gewiß auch beeindruckt. Aber so, schriftlich, ohne beruhigende Anmerkungen, wirkte dieser Satz fast wie die Mitteilung eines Todesurteils.

Tatsächlich ist das ja auch nicht übertrieben. Tatsächlich sterben weltweit Millionen früher, nur weil sie rauchen. Rauchen, so haben viele wissenschaftliche Studien und umfassende Untersuchungen bewiesen, ist die wichtigste einzelne Todesursache. Würden wir nicht mehr rauchen, könnten viele Lebensjahre gewonnen werden, müßten Millionen nicht vorzeitig sterben. Eigentlich müßte ein solcher Satz jedem Raucher schriftlich mitgeteilt werden. Vielleicht würde ihn oder sie das auch so beeindrucken wie damals mich.

Für mich brachte dieser Brief, dieser Befund, dieser Satz jedenfalls eine Wende, führte mich zu einem neuen Lebensstil. Ich schaffte es, vom Raucher zum Nichtraucher zu werden. Durch eine Methode, die sich millionenfach als die beste, erfolgreichste Abgewöhnungsmethode bewährte. Sie möchte auch Ihnen helfen, Schluß mit dem Rauchen zu machen. Das ist ein Verzicht, der Gewinn bringt!

Mediziner sind sich einig: Wenn Sie das Rauchen aufgeben, ist das eine der wichtigsten Entscheidungen Ihres Lebens – für Ihre Gesundheit. Das ist einer der wichtigsten Ratschläge der Weltgesundheitsorganisation, der Europäischen Gemeinschaft, wissenschaftlicher Fachgesellschaften, von Gesundheitsministern und Gesundheitspolitikern. Der Europäische Kodex gegen den Krebs setzt die Empfehlung »Rauche nicht!« an die Spitze seiner 10 Gebote. Die Weltgesundheitsorganisation mahnt: »Die beste Einzelmaßnahme für einen Patienten mit koronarer Herzkrankheit ist die Aufgabe des Zigarettenrauchens.« Und als Vorsorgemaßnahme Nr. 1 für eine bessere Gesundheit stellte eine Umfrage bei über 1000 amerikanischen Ärzten heraus: »Zigarettenrauchen aufgeben!«

Falls Sie sagen:»Ich möchte ja auch gerne aufhören, ich weiß nur noch nicht wie!« Oder wenn Sie meinen: »Aufhören möchte ich schon, ich traue es mir nur nicht zu!« Oder: »Ich warte nur auf den richtigen Anlaß.« Dann bringt Ihnen dieses Buch die entscheidende Hilfe.

Tatsächlich ist es leichter, als viele glauben, mit dem Rauchen aufzuhören. Millionen haben es vor Ihnen geschafft. Sie können es genau so erreichen. Und werden es erleben: Nichtraucher haben mehr vom Leben!

Hans Mohl

1 Der Ausstieg: Fünf Schritte zum Erfolg

Mein erster Rat lautet:

Rauchen Sie (zunächst) ruhig weiter.

Hören Sie nicht sofort mit dem Rauchen auf. Überstürzen Sie nichts. Sonst werden Sie vielleicht schnell rückfällig, werden Sie leichter verführbar. Erst sollten Sie die Tricks und Tips kennen, die Ihnen beim Ausstieg helfen. Erst sollten Sie erfahren, wie man am besten den Umstieg plant. Denn wenn man die Gefahrenmomente kennt, auf sie vorbereitet ist, wenn man die Erfahrungen erfolgreicher Exraucher nutzt, kommt man leichter zum Ziel.

Wenn die Gewohnheit, eine Zigarette anzuzünden, zu einem gedankenlosen Ritual geworden ist, wenn man 100000mal oder öfter automatisch zur Zigarette gegriffen hat, dann bedarf es einiger Umgewöhnungszeit. Aber wenn man sein Verhalten durchschaut, korrigiert man es auch leichter. Und je besser der Ausstieg geplant wird, desto größer sind die Erfolgsaussichten, desto geringer ist die Rückfallgefahr.

In *5 Schritten*, 5 Etappen, ist die Erfolgsaussicht am größten:

> Erstens ist es notwendig, sich zu informieren, sich klar zu werden über das eigene Rauchverhalten, den Grad der Abhängigkeit oder Sucht, eine Bestandsaufnahme des eigenen Rauchverhaltens vorzunehmen, es zu analysieren. Danach kommt zweitens die Zeit der Entscheidung, sich festzulegen, wann und unter welchen Umständen und Bedingungen man Schluß machen will.
> Drittens ist es ratsam, sich gut auf den Tag X vorzubereiten.
> Viertens gilt es, den Start als Exraucher planvoll zu beginnen, während schließlich
> fünftens der Rückfall zu vermeiden ist.

Der Behandlungserfolg basiert auf einem geplanten »Alles-oder-Nichts-Prinzip«.

Ein Studioerlebnis überzeugte

Eine meiner erfolgreichsten Sendungen hieß: »Der PRAXIS-Test: Wieviel Jahre setzen wir aufs Spiel?« Es ging um eine dreifache Probe aufs Exempel. Wir berechneten an Hand wissenschaftlicher Statistiken, wieviel Lebensjahre durch Übergewicht, falsche Ernährung und Rauchen individuell riskiert werden mit jeweils 10 Kandidaten im Studio.

Der Zufall wollte es, daß am dritten und letzten Aufzeichnungstag die RaucherInnen getestet wurden. Alle waren pünktlich erschienen. Der Aufnahmeleiter meldete das Studio drehbereit. Doch irgend etwas störte sehr. Verwirrend. Irgend etwas stimmte noch nicht. Nur was? Bis mir plötzlich auffiel: Es waren die zehn RaucherInnen! Sie räusperten sich, husteten, krächzten. Es war eine unüberhörbare, eindrucksvolle Demonstration, wie sehr das Rauchen die Atemwege blockiert. Ein Hustenkonzert, das sich Morgen für Morgen in Millionen Wohnungen wiederholt, offenbar ohne daß es den Betroffenen bewußt ist, obwohl es alle nachdenklich machen sollte.

Andere Studioerlebnisse überzeugten auch Zuschauer vor dem Bildschirm. Beispielsweise der Papiertaschentuchtest. Die Bundeszentrale für gesundheitliche Aufklärung hatte zu ihm aufgerufen – zur Nachahmung empfohlen für alle Noch-Raucher:

> Nehmen Sie eine Zigarette und 2 Papiertaschentücher. Zuerst nehmen Sie einen tiefen Zug aus der Zigarette und blasen den Rauch, ohne ihn zu inhalieren, durch das vor den Mund gehaltene Papiertaschentuch. Sie werden sehen: im Mittelpunkt zeigt sich ein deutlich brauner Fleck; er stammt von Teerbestandteilen im Rauch. Dieser Teer enthält buchstäblich Tausende von identifizierbaren Substanzen, von denen einige Krebs verursachen können. Dann ein zweiter Zug. Diesmal aber inhalieren! Und anschließend wieder ausatmen durch ein zweites vor den Mund gehaltenes Papiertaschentuch. Jetzt erscheint der gelbe Fleck jedoch nicht mehr. Das, was vorher auf dem Papiertaschentuch zu sehen war, hat sich jetzt in Ihren Bronchien, in Ihrer Lunge abgelagert.

Und das wiederholt sich Zigarettenlungenzug für Zigarettenlungenzug. Bei vielen tagtäglich, wöchentlich, monatlich, über Jahre hinweg. Und jedesmal bleibt wieder ein Rest des Kondensats in unserem Atemsystem, belastet es, gefährdet es, zerstört es. Zug um Zug. Ein Gesundheitsrisiko ohnegleichen.

Jeder Raucher weiß zwar, wie Umfragen bestätigen, daß Rauchen gesundheitsschädlich ist. Nur die Werbung versucht tagtäglich auf die raffinierteste Art und Weise und mit einem millionenfachen Aufwand das Gegenteil zu suggerieren. Von Plakaten und aus Anzeigen lächeln uns sympathische Menschen entgegen, die bekennen: »Ich rauche gern!« Das Motto der verbindenden Freundschaft heißt: »Come together.«

Klar, die Zigarettenindustrie will ja verkaufen, verdienen, will Umsatz, will Profit machen. Die Aktionäre verlangen hohe Dividenden. Auf Ihre Kosten. Finanzielle und gesundheitliche. Lohnt es sich, dafür Lebensjahre zu riskieren? Lohnt es sich, das mit Schmerzen zu bezahlen? Lohnt es sich, dafür zu leiden? Und zu zahlen, über Monate, über Jahre?

Millionen haben das mit einem entschiedenen »Nein« beantwortet, haben die Konsequenzen gezogen, haben das Rauchen aufgegeben, fühlen sich heute wieder besser, haben ihr Risiko verringert. Durch viele Methoden. Am erfolgreichsten aber ist die Methode, die ich Ihnen erklären und vorschlagen möchte, durch die ich es selbst geschafft habe – und viele, viele andere. Auch Sie können es schaffen!

Spielen Sie nicht weiter Russisch Roulette, denn die Zigarette erweist sich für Millionen als tödliche Gefahr. Warten Sie nicht bis zum ersten Herzinfarkt; Sie könnten ihn nicht überleben. Glauben Sie nicht an die Geschichten vom rauchenden Methusalem. Wer raucht, stirbt früher. Meistens. Und nur seltene Ausnahmen bestätigen die Regel.

2 Welcher Rauchertyp sind Sie?

Da Sie (noch) Raucher sind, analysieren Sie zuerst einmal Ihr Rauchverhalten, fassen Sie zusammen, was Sie am Rauchen reizt, was Ihnen gefällt, was Ihnen den Ausstieg erschweren könnte. Alles als Voraussetzung für eine rationale Entscheidung. Motto: Erkenne Dich selbst!

Stellen Sie fest, wie abhängig Sie von der Zigarette sind. Die genaue Selbsterkenntnis und Selbstanalyse werden Ihnen helfen, mit dem Rauchen Schluß zu machen. Sie kennen dann besser die Verführungs- und Rückfallgefahren. Gewußt, wie und wann und wo Sie zur Zigarette greifen, macht das Abgewöhnungsprogramm sicherer.

Die Rauchertypen

Zu welchem Rauchertyp gehören Sie? Sind Sie ein Gelegenheits- oder Gewohnheits-, Genuß- oder Streßraucher? Sind Sie bereits psychisch oder körperlich abhängig? Sind Sie süchtig? Gehören Sie vielleicht sogar zu den mehrfach abhängigen Rauchern, die auch alkohol- und drogensüchtig sind? Denn: »Auch bei der Anwendung der Schlußpunkt-Methode sollte in jedem Fall eine kurze Selbstbeobachtungsphase vorgeschaltet sein.« So der Mediziner Dr. Bölcskei, Chefarzt der Abteilung Pneumologie am Klinikum Nürnberg.

Machen Sie sich ganz klar, warum Sie aufhören sollten oder wollen. Ist es Ihre eigene Entscheidung oder werden Sie dazu nur von anderen gedrängt – Ihrem Arzt, Ihrem Partner, von Freunden oder Kollegen, Ihrem Chef? Sind es Beschwerden, die Sie ans Aufhören denken lassen, Kinder in der Familie, oder haben Sie die Gesundheitshinweise überzeugt?

Auf alle Fälle: es ist ein guter, ein gesunder, ein kostensparender Entschluß.

Doch weichen Sie der Pro- und Contra-Frage nicht aus. Stellen Sie gegenüber, was für und was gegen diesen Entschluß sprechen könnte und ziehen Sie dann daraus Konsequenzen.

Zunächst stellen Sie einmal fest, zu welchem Rauchertyp sie gehören (Abb. 1).

Von den Rauchern (etwa 34 % der Bevölkerung) sind:

20 % *Gelegenheitsraucher:*
rauchen unregelmäßig wenige Zigaretten;
Mäßigraucher:
rauchen regelmäßig geringe Mengen, durchschnittlich weniger als 10 Zigaretten;
45 % *Streßraucher:*
rauchen vermehrt in Streßsitationen;
Gewohnheitsraucher:
rauchen regelmäßig größere Mengen, durchschnittlich bis 20 Zigaretten;
30 % *süchtige Raucher:*
rauchen regelmäßig größere Mengen, bis zu 40 und mehr Zigaretten;
unabhängig von Anlässen;

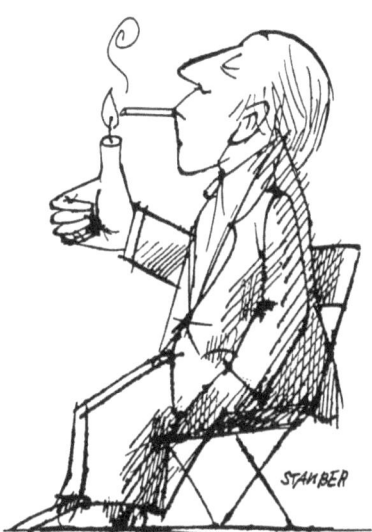

Abb. 1. Der Raucher.

abhängige Raucher:
haben starke körperliche und psychische
Entzugserscheinungen und können es deshalb
nicht ohne Zigaretten aushalten;

5 % *instabile Raucher:*
lassen sich wegen starker Schwankungen der
gerauchten Zigarettenmenge nicht einordnen.

Auch unter den Nichtrauchern (etwa 66 % der Bevölkerung) gibt es verschiedene Typen:

74 % *Nie-Aktivraucher:*
haben nie geraucht und auch kein Bedürfnis
danach gehabt;
asketischer Nichtraucher:
würde gern rauchen, entscheidet sich aber
bewußt zum Verzicht;

26 % *stabile Exraucher*:
hat geraucht, aber endgültig aufgehört;
labiler Exraucher:
hat geraucht und wird immer wieder rückfällig.

Selbsterkenntnis ist der erste Weg nicht nur zur Besserung, sondern auch zum Abschied von der Zigarette. Deshalb: Planen Sie den Ausstieg in genauer Kenntnis Ihres Rauchverhaltens, stellen Sie sich den Fragen, die Ihnen deutlich machen, wie sehr Ihr Leben bisher von der Zigarette mitbestimmt wurde.

Die meisten Raucher greifen ja automatisch zur Zigarette, zum Feuerzeug oder zum Streichholz, der Gewohnheitsraucher beispielsweise (1 Paket pro Tag) jährlich rund 7000mal. Etwa 70000- bis 100000mal im Jahr führt er eine Zigarette zum Mund. Ein Raucher, der am Tag 40 Zigaretten verqualmt, führt das Anzünden bereits 14600mal im Jahr aus. Das bedeutet, daß der Raucher bei 10 Zügen pro Zigarette ca. 150000mal die Zigarette zum Mund führt und den Rauch aufnimmt.

Die Selbstanalyse

Machen Sie sich dieses Rauchverhalten bewußt. Testen Sie sich, wie abhängig Sie von der Zigarette sind. Die Selbstanalyse wird Ihnen helfen, den Ausstieg besser zu planen, weil Sie die kritischen Situationen genauer bedenken und Ausweichstrategien planen können.

Führen Sie einige Tage ein Raucherprotokoll; schreiben Sie auf, wann und aus welchen Anlässen Sie rauchen.

Analysieren Sie Ihr Rauchverhalten!
Wann rauchen Sie? _____
Wann nach dem Aufwachen rauchen Sie Ihre erste Zigarette? ___ Uhr
Vor dem Aufstehen ___ Vor dem Frühstück ___

Wer bereits vor dem Aufstehen noch im Bett raucht, gilt als besonders schwer abhängig und dürfte nach Feststellungen des Psychologen Karl-Olov Fagerström von der Universität Uppsala beim Entzug die größten Schwierigkeiten haben, ist also besonders auf guten Rat (und vorübergehend vielleicht auf Nikotinpflaster) angewiesen.

Es ist wichtig, daß Sie wissen, wie stark Ihre Nikotinabhängigkeit ist. Der folgende Test wird Ihnen Aufschluß darüber geben:

Fagerström-Test zur Nikotinabhängigkeit
6 Testfragen
Zutreffende Punkte zusammenzählen

1 Wann nach dem Aufwachen rauchen Sie Ihre erste Zigarette?
innerhalb von 5 Min. (3) Punkte
6–30 Min. (2)
31–60 Min. (1)
nach 60 Min. (0)

2 Finden Sie es schwierig, an Orten, wo das Rauchen verboten ist (z.B.) Kirche, Bücherei, Kino usw.), das Rauchen zu lassen?
ja (1)
nein (0)

3 Auf welche Zigarette würden Sie nicht verzichten wollen?
Die erste am Morgen (1)
andere (0)

4 Wieviel Zigaretten rauchen Sie im allgemeinen pro Tag?
bis 10 (0)
11–20 (1)
21–30 (2)
31 und mehr (3)

5 Rauchen Sie am Morgen im allgemeinen mehr als am Rest des Tages?
ja (1)
nein (0)

6 Kommt es vor, daß Sie rauchen, wenn Sie krank sind und tagsüber im Bett bleiben müssen?
ja (1)
nein (0)

Auswertung:
0–2 Punkte: sehr geringe Abhängigkeit
3–4 Punkte: geringe Abhängigkeit
5 Punkte: mittlere Abhängigkeit
6–7 Punkte: starke Abhängigkeit
8–10 Punkte: sehr starke Abhängigkeit

Belassen Sie es nicht bei diesem Test; schreiben Sie auf, wann, wo, warum, wie Sie rauchen:

In der Freizeit ___
Bei der Arbeit ___
Bei Ärger ___
Bei Nervosität ___

Unter Streß ___
Unter Zeitdruck ___
Bei erhöhter Konzentration ___
Beim Telefonieren ___
Beim Warten ___
Zuhause ___
In Pausen ___
Im Restaurant ___
Beim Frühstück ___
Beim Essen ___
Beim Trinken ___
Bei Hunger ___
Im Auto ___
Auf der Straße ___
In öffentlichen Verkehrsmitteln ___
Allein ___
In Gesellschaft ___
Beim Fernsehen ___
Nur tagsüber ___
Nur abends ___
Aus Unsicherheit ___
Bei Belastungen ___
Aus Genuß ___
Rauchen Sie am Wochenende mehr ___ oder weniger ___?
Rauchen Sie im Urlaub mehr ___ oder weniger ___?
Rauchen Sie auch, wenn Sie krank sind?
JA ___ NEIN ___
Rauchen Sie im Bett? ___
Rauchen Sie nach dem Geschlechtsverkehr? ___
Haben Sie sich schon eine neue Zigarette angezündet, ohne zu merken, daß eine andere noch nicht zu Ende geraucht war?
JA ___ NEIN ___

Wie lange können Sie es tagsüber ohne Schwierigkeiten ohne Zigarette aushalten?
30 Minuten ___ 1 - 2 - 3 - 4 - 5 Stunden? ___
Rauchen Sie mit Lungenzug?
Nie ___ selten ___ manchmal ___ immer ___
Wieviel Züge brauchen Sie im Durchschnitt für eine Zigarette? ___
Wie weit rauchen Sie eine Zigarette?
Bis zur Hälfte: ___ Bis zur letzten Kippe: ___
Rauchen Sie Filterzigaretten? ___
Pfeife? ___
Zigarren? ___
Kennen Sie die Schadstoffangaben Ihrer Zigarettenmarke?
JA ___ NEIN ___
Achten Sie auf den angegebenen Nikotingehalt?
JA ___ NEIN ___
Achten Sie auf den angegebenen Teergehalt?
JA ___ NEIN ___
Wie hoch waren die verschiedenen Werte bei Ihrer letzten Zigarette?
Nikotin ___ mg, Kondensat (Teergehalt) ___ mg
Bevorzugen Sie eine Marke?
JA ___ NEIN ___
Wechseln Sie Marken?
JA ___ NEIN ___
Seit wann rauchen Sie? _____
Wieviel Jahre sind das? _____
Wie lange rauchen Sie an einer einzigen Zigarette?
_____ Minuten
Rechnen Sie einmal nach, wieviel Monate, Jahre Sie allein mit dem Rauchen verbracht haben:
_____ Jahre _____ Monate
Lohnt sich das?

Was sind bei Ihnen typische Auslösesituationen oder Vorgänge, die bei Ihnen fast automatisch den Griff nach einer Zigarette auslösen? Zum Beispiel: Kaffee trinken – Bier trinken – Frühstück beendet – Zeitung lesen – Fernsehen –
Was trifft für Sie zu? _____
Warum rauchen Sie?
Ich rauche, weil _____
Ärgern Sie sich, daß Sie rauchen?
JA___ NEIN ___
Ärgern Sie sich, daß Sie so viel rauchen?
JA ___ NEIN ___
Machen Sie sich Vorwürfe, daß Sie rauchen?
JA ___ NEIN ___
Machen Sie sich Vorwürfe, daß Sie zu viel rauchen?
JA ___ NEIN ___
Wurden Ihnen schon Vorwürfe gemacht, daß Sie rauchen?
JA ___ NEIN ___
Hat der Arzt Ihnen schon empfohlen, mit dem Rauchen aufzuhören?
JA ___ NEIN ___
Finden Sie es schwierig, an Orten, an denen das Rauchen verboten ist (in der S-Bahn, in der Kirche, in Ämtern etc.) auf das Rauchen zu verzichten?
JA ___ NEIN ___
Wie oft haben Sie ernsthaft versucht, aufzuhören?
_____mal

Wieviel rauchen Sie mindestens?
Wieviel rauchen Sie höchstens?
Rauchen Sie unter 5 Zigaretten täglich?
Rauchen Sie zwischen 5 und 10 Zigaretten täglich?
Rauchen Sie zwischen 10 und 20 Zigaretten täglich?

Risikofaktor Rauchen

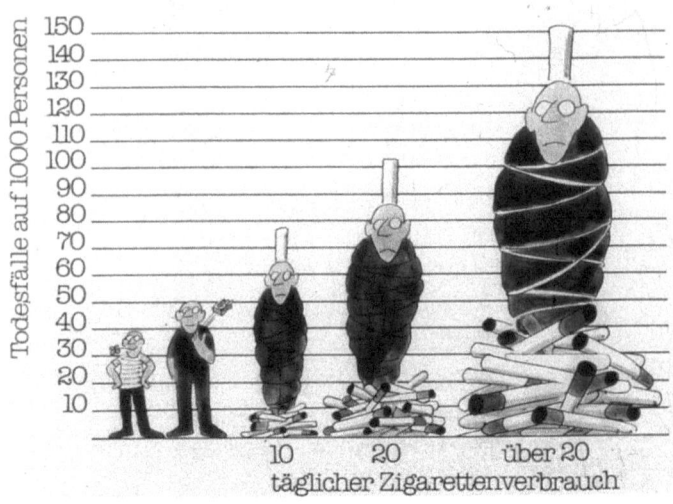

Abb. 2. Rauchen gefährdet die Gesundheit. Die Gefahr tödlicher Kreislauferkrankungen steigt mit der Zahl der täglich gerauchten Zigaretten steil an. Wer täglich mehr als 20 Zigaretten raucht, hat ein mehr als vierfach höheres Risiko, vorzeitig am Herztod zu sterben, als ein Nichtraucher (Arbeitsgruppe Prävention, Herzzentrum Nordrhein-Westfalen).

Rauchen Sie zwischen 20 und 30 Zigaretten täglich?
Rauchen Sie zwischen 30 und 40 Zigaretten täglich?
Rauchen Sie über 40 Zigaretten täglich?
Als starker Raucher gelten Sie, wenn Sie täglich 20 Zigaretten und mehr rauchen (Abb. 2).

Nach diesem Selbstbeobachtungstest sehen Sie klarer, wie abhängig Sie bereits vom Rauchen sind, wann Sie inzwischen bereits automatisch zur Zigarette greifen. So können Sie erkennen, ob Sie zur Risikogruppe Nr. 1

gehören, die am allerdringendsten vom Rauchen loskommen müßte.

Nach der Selbstanalyse des eigenen Rauchverhaltens sind besonders diejenigen gefährdet, die bei folgenden Angaben auf mehr als 12 Minuspunkte kommen. Auf jede bejahte Frage gibt es 3 Minuspunkte:

Wer täglich mehr als 20 Zigaretten raucht
Wer stets inhaliert
Wer die Zigarette bis zur Kippe raucht
Wer bereits unter 20 Jahren mit dem Rauchen begonnen hat
Wer länger als 20 Jahre raucht
Wer während des Essens raucht
Wer viel Alkohol trinkt
Wer noch im Bett raucht
Wer tagsüber keine Stunde ohne Zigarette sein kann

Sie insbesondere sollten die Gefahren nicht länger ignorieren und verdrängen!

Sie sind nicht allein

Der jährliche Pro-Kopf-Verbrauch liegt in der Bundesrepublik bei 1900 Zigaretten, das sind 5–6 Zigaretten täglich. Rauchten 1967 Männer durchschnittlich 14,1 Zigaretten (Frauen 10,1) waren es 1985 schon 21,8 (Frauen 16,0).

Wie sich die Raucher in der Bundesrepublik auf Alter und Geschlecht verteilen, zeigt Tabelle 1. Auch das »European Bureau for Action on Smoking Prevention« hat Zahlen über Raucher zusammengestellt (Tabelle 2).

Tabelle 1. Raucher nach Alter und Geschlecht (in %) (Quelle: Statistisches Jahrbuch 1994).

Alter	insgesamt	männlich	weiblich
15–25	29,0	33,2	24,6
25–40	41,7	47,6	35,6
40–55	31,4	39,1	23,4
50–70	19,9	28,6	12,3
über 70	9,7	18,9	5,2

Tabelle 2. Anteil der Raucher 1994. EG-Eurobarometer (European Bureau for Action on Smoking Prevention).

Raucher abgepackter Zigaretten	29 %
Raucher selbstgerollter Zigaretten	3 %
Zigarren- oder Pfeifenraucher	2 %
Exraucher	17 %
Nieraucher	48 %
Männer:	
Deutschland West	42 %
Deutschland Ost	27 %
Frauen:	
Deutschland West	47 %
Deutschland Ost	23 %

Eine Repräsentativuntersuchung bei fast 2000 Rauchern ergab nach Daten der Bundeszentrale für gesundheitliche Aufklärung: 20 % haben das Rauchen eingeschränkt, 30 % haben zumindest versucht aufzuhören oder weniger zu rauchen, 25 % haben daran gedacht, dies zu tun. Somit ist nur noch etwa ein Viertel der Raucher vom Rauchen überzeugt.

Unterschieden wird auch so:

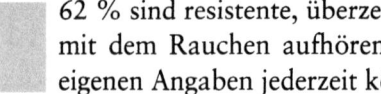

62 % sind resistente, überzeugte Raucher, die nicht mit dem Rauchen aufhören wollen, es aber nach eigenen Angaben jederzeit könnten,

20 % sind überzeugt, daß sie nicht aufhören können,
11 % sind entwöhnungswillig und optimistisch, daß sie es schaffen können,
7 % sind entwöhnungswillig, aber unsicher, daß sie es schaffen können.

Nach anderen Untersuchungen sind sogar die Hälfte oder etwa ein Drittel der Raucher für Entwöhnungsversuche zugänglich. Das sind immerhin Millionen. Millionen, die darauf warten, von einer Abhängigkeit, von einer Sucht befreit zu werden. Ich habe es selbst erlebt: der Versuch lohnt sich.

Machen Sie Ihre guten Vorsätze wahr. Tun Sie etwas für Ihre Gesundheit. Hören Sie auf mit dem Rauchen. Sie schaffen es, wenn Sie diesen Ratschlägen folgen. Wenn Sie die Erfahrungen vieler anderer nutzen. Nach einer Methode, von der es heißt: »Etwa 80 % aller dauerhaft stabilen Exraucher haben es auf diese Weise geschafft.«

3 Rauchen gefährdet Ihre Gesundheit

Sie sollten genau erfahren, warum es so wichtig ist, mit dem Rauchen aufzuhören. Umfragen in verschiedenen Ländern haben ergeben, daß rund 90 % der Raucher und Nichtraucher sich der fatalen Folgen des Rauchens durchaus bewußt sind. Etwa ebenso viele Raucher sehen im starken Zigarettenkonsum ein gesundheitsgefährdendes Risiko. Aber die meisten verdrängen doch das Ausmaß der Gefahren, spielen Blinde-Kuh, halten es mit der Vogel-Strauß-Politik, wollen es lieber doch nicht zu genau wissen. Das könnte einem ja den Genuß verleiden. Wer sich entschlossen hat, Nichtraucher zu werden, kann und sollte der Gefahrenkonfrontation jedoch nicht länger ausweichen, sollte sehr bewußt die Folgen zur Kenntnis nehmen.

Das tatsächliche Ausmaß der Gefahren ist jedenfalls vielen nicht bekannt. Wer sagt: »Ich bin doch gesund, fühle mich wohl, ich sehe gar keinen Grund, mit dem Rauchen aufzuhören«, gibt dafür den besten Beweis. Wer der Werbung vertraut, daß das Rauchen gar nicht schade, die Gefährlichkeit sei doch überhaupt noch nicht wissenschaftlich erwiesen, kennt die Fakten nicht. Er (oder sie) sollte lieber diese Rechnung beachten: »An Rauchen sterben mehr Menschen als an Verkehrsunfällen, Feuer, Heroin, AIDS, Mord und Selbstmord zusammen.«

Sie sollten die Wahrheit über die Gefahren wissen. Dieses Wissen wird Sie in Ihrem Entschluß bestärken, mit dem Rauchen aufzuhören.

Tod durch Rauchen

Wie sehr die Risiken des Rauchens bis in die 90er Jahre unseres Jahrhunderts weit unterschätzt wurden, zeigt das Ergebnis der längsten Studie über die gesundheitlichen Auswirkungen des Rauchens. Seit dem Jahre 1951 verfolgt sie, wie die Sterblichkeit von rund 35000 britischen Ärzten mit deren Rauchgewohnheiten zusammenhängt. Ergebnis: Das Rauchen ist die größte Gefahr für unsere Gesundheit. Es fordert mehr Menschenleben als jede Krankheit.

Weltweit sterben jährlich 3 Millionen Menschen an den Folgen des Rauchens, 2 Millionen davon in den Industrienationen, was einem Sechstel aller Todesfälle entspricht. Auf die mittleren Altersgruppen bezogen sind es sogar 30 %. Die Sterblichkeit von Rauchern im mittleren Lebensalter ist damit dreimal und in höherem Alter immer noch doppelt so hoch wie die von Nichtrauchern. 50 % aller Raucher sterben an ihrer Sucht, ein Viertel im »mittleren« Lebensalter zwischen 35 und 65 Jahren, ein weiteres Viertel in höherem Alter.

> »Zehntausende von Krebstoten pro Jahr in diesem Lande durch das Tabakrauchen – zu denen noch einige Hundert Passivraucher gehören – sind eine unerträgliche und unerhörte Last. Sie rufen nicht, sie schreien nach wirksamen Aktionen!«
> Professor Dr. Harald zur Hausen
> Vorstandsvorsitzender Deutsches Krebsforschungszentrum Heidelberg

Insgesamt wurde bei 25 Todesursachen ein Zusammenhang mit dem Rauchen nachgewiesen. Bei den Krebsleiden steht der Lungenkrebs im Vordergrund, der bei Rauchern nach diesen Beobachtungen fast zwanzigmal häufiger als bei Nichtrauchern ist. Ungefähr 90 % aller festgestellten Lungenkrebserkrankungen betreffen Zigarettenraucher. Mehr als 20 Stück pro Tag erhöhen die Wahrscheinlichkeit, an Lungenkrebs zu erkranken, gegenüber den Nichtrauchern um das 10- bis 15fache. Bereits 10 Zigaretten am Tag verfünffachen das Lungenkrebsrisiko. Bei 5 Zigaretten täglich fand sich bereits ein deutlicher Anstieg, der sich fast linear mit steigendem Konsum fortsetzt. Vermehrt treten aber auch Geschwülste der Mundhöhle, der oberen Atemwege, der Bauchspeicheldrüse, der Blase, des Magens und des Enddarms auf.

Viele denken bei den Risiken des Rauchens »nur« an den Lungenkrebs. Aber: Krebs ist nicht der wichtigste Raucherschaden. Der wirklich Schuldige für die tödlichen Auswirkungen des Rauchens ist eine Erkrankung der Herzkranzgefäße. Rauchen trägt zu einem von 3 Todesfällen dieser Herzerkrankung bei. Man schätzt, daß das Rauchen für ungefähr 20 % der tödlichen Krebsfälle und sogar 60 % der tödlich verlaufenden Herzkrankheiten verantwortlich ist. Diese tödlichen Auswirkungen werden durch 2 Komponenten des Zigarettenrauchens verursacht: durch Kohlenmonoxidgas und Nikotin.

Die Weltgesundheitsorganisation WHO hat zum World No-Tobacco Day 1994 unmißverständlich gewarnt: «Rauchen ist ein Haupt-Killer! Tabak tötet derzeit 3 Millionen Menschen jedes Jahr, hauptsächlich durch Krebs, Herz- und Kreislauf-Krankheiten und Lungenkrankheiten.» Eine bittere Bilanz. Aber die Hochrechnung sieht noch dramatischer aus: Ohne einen durchschlagenden Präventionserfolg, ohne ein Umdenken, eine

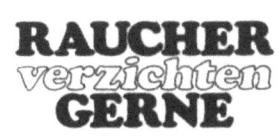
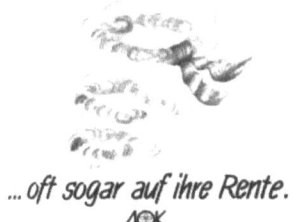
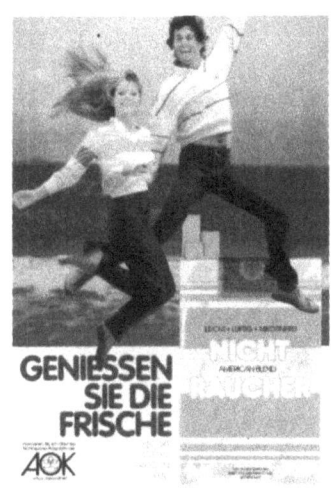

Abb. 3. Werbung für das Nichtrauchen. Eine der ersten Kampagnen der AOK in den 70er Jahren.

breite Verhaltensänderung (Abb. 3) würden es innerhalb von 3 Dekaden schon 10 Millionen sein. Das bedeutet:

> »Falls die gegenwärtige Gewohnheiten andauern, werden um die 500 Millionen Menschen, die gegenwärtig noch leben, durch Tabak getötet werden, über 8 % der Weltbevölkerung.«
> Prof. Richard Peto, Universität Oxford

Im Jahr 2025 wird die Gesamtzahl der Sterbefälle durch das Rauchen bei rund 10 Millionen liegen, davon 3 Millionen in den Industriestaaten und 7 Millionen in den Entwicklungsländern.

Deutschland gehört zu den besonders betroffenen Ländern. Rund 150000 Menschen sterben jährlich allein in der Bundesrepublik an den Folgen des Rauchens. Vorsichtigere Berechnungen lasten dem Tabakkonsum mindestens 90 000 Todesfälle jährlich an. Schuld an den gegensätzlichen Angaben ist das Fehlen genauer Krankheitsregister. Doch kein Zweifel besteht unter Wissenschaftlern, daß Zigarettenrauchen auch bei uns gegenwärtig die größte vermeidbare Ursache von Krankheit und Tod ist.

Die Rechnungen sind zwar unterschiedlich. Behauptet wird: »Der Tod tritt bei Rauchern mit jeder Zigarette durchschnittlich 15 Minuten früher ein.« Oder: »Im statistischen Mittel verkürzt jede Zigarette das Leben um 8 Minuten.« Oder: »Wenn man eine Zigarette raucht, verkürzt man sein Leben um 5 Minuten 30 Sekunden.« Eine andere Untersuchung meldet: »Alle 13 Sekunden stirbt auf der Welt ein Raucher.« Oder: »Eine Studie der Weltgesundheitsorganisation hat 1994 berechnet: Alle 10 Sekunden stirbt in der Welt ein Mensch durch Rauchen.« Gemahnt wird ferner: »Jeder Zug an einer Zigarette kann ein Atemzug weniger sein.« Und: »In Amerika sterben täglich fast 1000 Menschen aufgrund ihres Rauchens.« Zurückzuführen sind die unterschiedlichen Zahlen auf die unterschiedlichen Schätzungen, auf die weltweit schnell wechselnden Bevölkerungs- und Raucherzahlen.

Gleiches gilt, wenn der Verlust an Lebensjahren durch das Rauchen angeführt wird. Einmal heißt es: »Raucher opfern Zigaretten etwa 8 bis 9 Jahre ihres Lebens.« Die Krebspräventionsstudie der amerikanischen Krebsgesellschaft meldet noch differenzierter: »Ein starker Raucher (mehr als 20 Zigaretten täglich) verkürzt sein Leben um durchschnittlich 8,3 Jahre.« Noch dramatischer ist die Angabe der WHO: »Wer raucht, stirbt im Mittel 22 Jahre früher.«

Die unterschiedlichen Ergebnisse der verschiedenen Studien lassen sich so erklären: Es muß genau beachtet werden, was exakt zugrunde gelegt wurde: die Zeit, wann mit dem Rauchen begonnen wurde, die Rauchdauer an Jahren, die Anzahl der täglich gerauchten Zigaretten, die Inhalationstiefe. So wurde an Hand langjähriger statistischer Tabellen errechnet, daß die durchschnittliche Lebensverkürzung bei einem langjährigen Konsum von täglich über 20 Zigaretten 8,3 Jahre beträgt. Zu dieser Aussage kam auch die »Cancer Prevention Study« der amerikanischen Krebsgesellschaft, die allein 1 Million amerikanischer Männer und Frauen erfaßte und 20 Jahre verfolgte. Das wichtigste Ergebnis war, daß ein starker Raucher (mehr als 20 Zigaretten pro Tag) sein Leben im Durchschnitt um 8,3 Jahre verkürzt. Nach einer Untersuchung des Wissenschaftlichen Instituts der Ortskrankenkassen über die vorzeitige Sterblichkeit in der Bundesrepublik Deutschland beträgt die Lebensverkürzung starker Raucher bei uns sogar mehr als 12 Jahre.

> »Die medizinische Wissenschaft hat eindeutig den Nachweis erbracht, daß Tabakrauchen ein Gesundheitsrisiko darstellt und wesentlich zur Morbidität und Mortalität in der Bevölkerung beiträgt. Krankheiten, die mit dem Rauchen in Verbindung stehen, sind von so großer Bedeutung für Invalidität und vorzeitigen Tod, daß die Einflußnahme auf den Zigarettenkonsum mehr zur Verbesserung des Gesundheitszustandes und zur Erhöhung der Lebenserwartung beitragen könnte, als irgendeine andere Maßnahme im gesamten Bereich der Vorsorgemedizin.«
> Wissenschaftlicher Aktionskreis Tabakentwöhnung
> – Konsensuskonferenz

Viele Raucher sterben aufgrund ihres Zigarettenkonsums aber bereits im mittleren Lebensalter; dann ist auch der durchschnittliche Verlust an Lebensjahren erheblich größer.

Wenn ein Jugendlicher vor Erreichen des 15. Lebensjahres zu rauchen beginnt, so ist sein Risiko, vorzeitig an Lungenkrebs zu sterben, etwa doppelt so hoch wie für jemanden, der 10 Jahre später als junger Erwachsener mit dem Zigarettenrauchen beginnt.

»Die neuesten Beweise zeigten,« so stellt die Weltgesundheitsorganisation fest, »daß lebenslange Raucher im Durchschnitt eine 1:2-Chance haben, durch Tabak zu sterben. Die Hälfte der raucherbezogenen Todesfälle ereignen sich vor dem 70. Lebensjahr. Das bedeutet, daß das individuelle Todesrisiko durch Rauchen im mittleren Lebensalter etwa 1:4 beträgt. Und diese Raucher, die vorzeitig sterben, verlieren etwa 22 Jahre ihrer normalen Lebenserwartung.«

Zu einer ähnlichen Angabe kommt eine europäische Studie. Sie stellte fest: Im Jahre 1990 starben in Europa in der Altersgruppe zwischen 35 und 69 Jahre etwa 242000 Personen an den Folgen des Tabakkonsums. Sie hatten schätzungsweise 21 Jahre ihres Lebens durch Tabakgenuß einbüßen müssen. Rauchen war hier für 47 % aller Krebstodesarten bei Männern und 8 % bei Frauen verantwortlich.

Auf alle Fälle steht fest, daß Zigarettenrauchern die Todesstrafe einiger Jahre droht. Mehr als 30000 wissenschaftliche Untersuchungen lassen nach Bewertung des Ärztlichen Arbeitskreises Rauchen und Gesundheit daran keinen Zweifel mehr.

Das Motto eines Weltgesundheitstages bringt die Alternative genau auf den Punkt:

»Rauchen oder Gesundheit – Deine Wahl!«

Vom Heilmittel zum Risikofaktor Nr. 1

Derzeit wird weltweit die Zahl der Raucher auf etwa 1 Milliarde geschätzt. Sie rauchen jährlich über 5 Trillionen industriell hergestellte Zigaretten. Jeden Tag werden in Deutschland rund 400 Millionen Zigaretten, 4 Millionen Zigarren und Zigarillos, 40 Tonnen Feinschnitt und 4 Tonnen Pfeifentabak verbrannt, der weitaus größte Teil davon in Innenräumen. Gepriesen als Genußmittel, verdammt als tödliche Gefahr.

Diese Geschichte beginnt vor über 500 Jahren mit der Entdeckung Amerikas durch Kolumbus im Jahre 1492 (Abb. 4). Im Bordbuch vom 6. November 1492 wird von den ersten Erkundungsunternehmen auf der Watling-Insel der Bahama-Gruppe berichtet: »Unterwegs

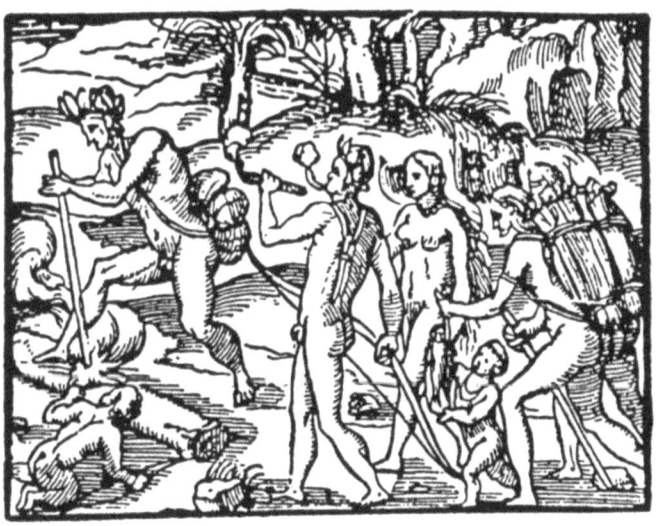

Abb. 4. Anonymer Holzschnitt mit rauchendem Indianer aus dem ältesten Bericht über die Entdeckungsfahrten des Kolumbus (Basel 1494).

ganzen Eingeborenenhaufen begegnet zu sein, (die) einen Feuerbrand und bestimmte Kräuter in Händen hielten, um sich ihren Gebräuchen gemäß zu beräuchern.« Dieser ersten indirekten Erwähnung des Tabaks folgten bald ausführlichere Beschreibungen von Indianern, »die durch Mund und Nase dicke Rauchwolken ausstießen«. Bei den Indianern war das Rauchen jedoch in erster Linie eine kultische Handlung. Als Symbol der Versöhnung ging die Friedenspfeife von Mund zu Mund. »Trockene Kräuter, in ein gleichfalls trockenes, breites Blatt eingewickelt. An einem Ende waren sie angezündet, am anderen Ende saugten die Leute und tranken gewissermaßen durch Einatmung den Rauch ... Die Leute nennen diese Art kleiner Musketen tabacos«, erzählt der Bischof de las Casas, der schon auf die süchtigmachende Folge des Rauchens mit der Bemerkung hinweis: »Ich kenne Spanier, welche es nachahmen und, wenn ich ihnen diese barbarische Sitte verwies, antworteten, es stehe nicht in ihrer Macht, sich diesem Genuß wieder zu entziehen.«

Doch als aus der neuen Welt zurückkehrende Seefahrer und Soldaten den Tabak zu Beginn des 16. Jahrhunderts in ihre Heimat nach Spanien und Portugal brachten, wurde der Tabak dort vorerst mehr als Heilpflanze bekannt, bevor über die Jahrhunderte hinweg die schädlichen Wirkungen immer deutlicher wurden.

Jean Nicot, der französische Gesandte am portugiesischen Hof, der den Tabak in ganz Europa gesellschaftsfähig machen sollte, und dem zu Ehren Ernst Linné, der große schwedische Botaniker, der Tabakpflanze den Namen Nicotiana gegeben hat, experimentierte mit der vorher unbekannten Droge und wandte sie vor allem gegen Flechten, Krätze und andere Hautkrankheiten, aber auch gegen Krebs an.

Ausgangspunkt waren Berichten, daß in Amerika Tabakpflanzen auch zur Heilungsprozedur verwendet wurden »durch Auflegen von Tabakblättern auf Wunden, durch Anblasen des Kranken mit Tabakrauch«. Tabak wurde vom Medizinmann als Narkotikum verwendet. Er wurde zunächst als ein Universalmittel gegen Krankheiten und Mißgeschick jeder Art angesehen, als ein Allheilmittel, eine Wunderdroge. William Barkley lobte: »Mäßig angewendet gibt es in der ganzen Welt kein dem Tabak vergleichbares Medikament. Alles am Tabak ist heilsam.«

Franzisko Hernandez de Toledo, Leibarzt Philipps II., berichtete damals (1559) über die Wirkung des Tabaks: »Er verursacht Schlaf, entfernt das Gefühl der Ermattung, beseitigt Schmerzen, besonders das Kopfweh, bewirkt Auswurf des Schleims und leichtert asthmatische Anfälle. Im Übermaß genossen bewirkt er entzündliche Affektionen der Leber und zieht Kachexie nach sich sowie weitere unheilbare Krankheiten.«

1565 tritt der Stadtphysikus Adolph Occo in Augsburg für den medizinischen Gebrauch des Tabaks ein. Und Cornelius Bontekoe, der eine Zeitlang als Leibarzt in den Diensten des Großen Kurfürsten stand, preist den Tabak: »Nichts ist dem Leben und der Gesundheit so nötig und dienlich als der Rauch des königlichen Gewächses, des Tabaks, der das Leben und die Gesundheit so sehr erhält und hundert Dienste tut, womit man sich in der Einsamkeit vergnügen, und allem Ungemach, das eine sitzende Lebensart mit sich zu bringen pflegt, vorkommen und abwehren kann. Kurz, der nie genug gelobte Rauch ist gut und angenehm ... allezeit.«

Modisch, hof- und gesellschaftsfähig wurde das Rauchen in Europa erst insbesondere durch Sir Walter Raleigh, den großen Seefahrer (1552–1618), dessen Freunde ihm 1585 Tabak aus Virginien geschenkt hatten. Dieser kühne Seefahrer war in seine Pfeife so vernarrt, daß er sie auch nicht aus dem Munde ließ, als er im Tower das Schafott bestieg.

Von England schlug eine Welle zum Festland hinüber, zuerst nach Holland, während sich das Tabakrauchen in Deutschland vor allem während des Dreißigjährigen Krieges 1618–1648 durchsetzte. Die Söldnerheere der Landsknechte hatten auf ihren Zügen kreuz und quer durch Deutschland, von Land zu Land das Tabakrauchen so weit verbreitet, daß Abraham à Santa Clara in seinem 1679 erschienenen »Mercks Wien« schreiben konnte, der Tabak sei den Soldaten ein »gewöhnliches Konfekt« geworden.

Rauchen bedeutete allerdings mehr Pfeiferauchen in den sozial niederen Ständen, und Schnupfen war am Hofe, beim Adel und in der Geistlichkeit große Mode, Kautabak bei den Seeleuten und wandernden Handwerksburschen.

Im 17. und 18. Jahrhundert ist die Pfeife das herrschende Rauchgerät. Zu Beginn des 19. Jahrhunderts kommt die Zigarre hinzu, in der zweiten Hälfte des 19. Jahrhunderts die Zigarette. Sie verdankt in Europa ihre endgültige Anerkennung wiederum einem kriegerischen Ereignis, dem Krimkrieg 1853–1856. Erst durch ihn kam in den 50er Jahren des vorigen Jahrhunderts das Zigarettenrauchen auch zu uns. Wobei das Wort »Rauchen« sich im allgemeinen Sprachgebrauch erst im Laufe des 17. Jahrhunderts durchgesetzt hat. Bis dahin spricht man vom »Rauchtrinken« und »Tabaktrinken«.

In Frankreich sollen die ersten Zigaretten 1844 hergestellt worden sein. In Deutschland wurde 1862 die erste Zigarettenfabrik in Dresden errichtet. In Amerika produzierte bald eine der ersten Zigarettenmaschinen über 6 Millionen Zigaretten täglich. Das alles führte zu der Raucherrevolution, die im 20. Jahrhundert das vorher populärere Pfeiferauchen, Tabakkauen oder Zigar-

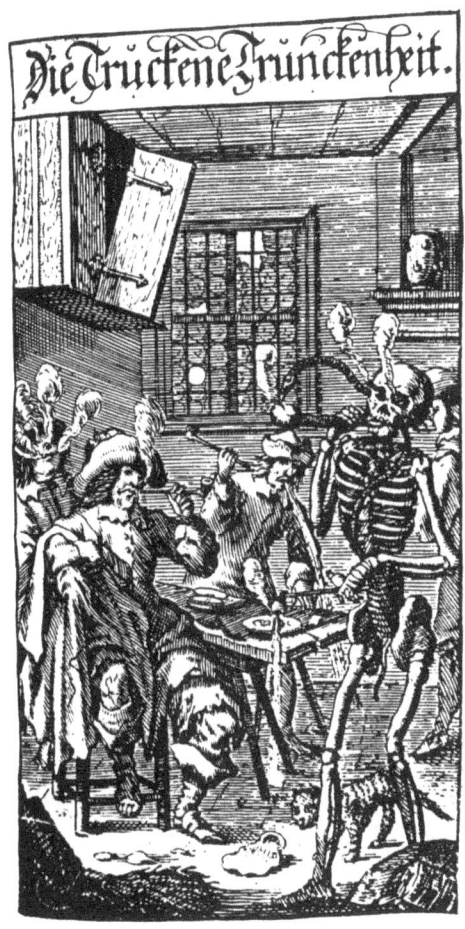

Abb. 5. Titelbild von Jakob Baldes Satire gegen den Mißbrauch des Tabaks. Nürnberg 1658.

renrauchen verdrängte. Es ist also richtig, wenn vom 20. Jahrhundert als dem »Jahrhundert der Zigarette« gesprochen wird, in der »eine Zigarettenlänge« zu einer neuen, dem Tempo der Zeit angemessenen, informellen Zeiteinheit wird.

Lange Zeit ist von gesundheitlich bedenklichen Wirkungen wenig die Rede. Im Gegenteil. Im Jahre 1658 veröffentlicht der jesuitische Prediger und Schriftsteller Jakob Balde zwar eine Satire gegen das Rauchen unter dem Titel »Die trockene Trunckenheit« (Abb. 5). Doch hervorgehoben wird, der Tabak »trockne einen Körpersaft aus, den Schleim«. – »Dieses Tobacktrinken ... führet auch den Schleim und die phlegmatische Feuchtigkeit aus; ist gut für die Wassersucht, welches daraus zu schließen weil dieser Rauch die Feuchtigkeit ausführet und den Leib dünn und mager macht; dieser Rauch durch die Tabakpfeifen empfangen, ist eine gewisse und treffliche Arznei wider das Keuchen und kurzen Atem, für die Lungensucht und alten Husten, auch wider alle zähe, dicke, phlegmatische Flüsse und Feuchtigkeiten.«

Brandgefahren durch das Rauchen führen jedoch zu drakonischen Maßnahmen gegen Raucher. So nahm Sultan Murad IV. den verheerenden Brand von Konstantinopel am 7. August 1633 zum Anlaß, um schärfste Gesetze gegen die Raucher zu erlassen, da die Feuersbrunst infolge der Unvorsichtigkeit der »Schmaucher« entstanden sei. Bis zur Todesstrafe ging die drakonische Verfolgung. Nach den Überlieferungen ließ der Sultan 25000 Raucher mit dem Schwert köpfen.

Zar Michael Feodorowitsch bestrafte durch ein Edikt 1634 die Raucher mit Aufschlitzen und Abhauen der Nasen. 1638 wurde in China ein Gesetz erlassen, das jedem die Enthauptung androhte, der mit Tabak handelte. Da in der Türkei das Rauchen im Koran nicht gebilligt wurde, wurden im 17. Jahrhundert Raucher als »Christenhunde« mit durch die Nasenlöcher gestoßenen Pfeifen auf Maultieren durch die Straßen geführt. In Bern wurde 1661 auf der Tafel der Zehn Gebote unmittelbar hinter dem Verbot »Du sollst nicht ehebrechen« die Forderung hinzugefügt: »Du sollst nicht rauchen!« Und

1691 verordnete die Stadt Lüneburg Gefängnis und Auspeitschung gegen das »lüderliche Werk des Tabaktrinkens«.

Doch langsam wird auch erkannt, daß Rauchen der Gesundheit schadet. Eine gelehrte »Disputation über den Tabak« in der Société Royale de Médecine zu Paris kommt (1699) zu dem Ergebnis, daß der »öftere Gebrauch des Tabaks« das Leben offensichtlich verkürzt. Wer sich daher in die »schwartze Kompagnie« der Raucher einschreiben lasse, der müsse wohl »zuvor aller Sinnen und Verstand beraubet sein«!

Christoph Wilhelm Hufeland 1796 wettert in seinem berühmten Werk »Makrobiotik oder die Kunst das menschliche Leben zu verlängern«: »Das Tabacksrauchen verdirbt die Zähne, trocknet den Körper aus, macht mager und blaß, schwächt Augen und Gedächtnis, zieht das Blut nach Kopf und Lunge, disponiert daher zu Kopfbeschwerden und Brustbeschwerden und kann denen, die hektische Anlagen haben, Bluthusten und Lungensucht zuziehen.«

Dem Täter auf der Spur

Immer wieder stellten Mediziner zwar die Gefahren des Rauchens heraus, doch warum es solange dauerte, bis die Zigaretten als Hauptursache des Lungenkrebses identifiziert wurde, wird erst klar, wenn man bedenkt, daß die Erkrankung eine Inkubationszeit von 20 bis 30 Jahren hat. Hinzu kommt, daß vor allem zu Beginn des 20. Jahrhunderts Lungenkrebs selten beobachtet wurde, weil die Menschen damals erstens eine viel niedrigere Lebenserwartung hatten und zweitens der Pro-Kopf-Verbrauch von Zigaretten noch relativ niedrig lag. 1920 betrug er in Großbritannien täglich 6 Zigaretten; Ende des 2. Weltkriegs war die Zahl auf fast das dreifache gestiegen. Ähnlich war die Entwicklung in den USA: 1930 wurden dort pro Kopf nur 4 Zigaretten täglich geraucht, 1960 waren es etwa 10. Und lag die Stückzahl bei uns in den 60er Jahren je Raucher täglich bei 14, steigerte sich die Menge auf 22 Anfang der 90er Jahre (für Männer von 40–64 Jahren) und von 10 auf 16 Stück bei gleichaltrigen Frauen. So erkannte man erst im Laufe der Zeit, daß der Lungenkrebs einhergeht mit dem Anstieg des Zigarettenrauchens.

Erstaunlich bleibt, wie wenig Husten und Auswurf als Krankheitssymptome ernstgenommen wurden. Dabei sind beide, wenn sie über längere Zeit bestehen, sichere Zeichen für schon fortgeschrittene funktionelle Veränderungen der Luftwege und der Lunge. Eine Blockade der ständigen Selbstreinigung durch Tabakrauch hat langfristig bedenkliche Folgen.

Ähnliches wie für den Lungenkrebs gilt für Herz-Kreislauf-Krankheiten, die durch Rauchen ausgelöst werden. Auch sie brauchen im Durchschnitt 20 Jahre, ehe sie ausbrechen.

Trotzdem: Die Gefahrenbeweise nahmen immer mehr zu. 1939 wurden erste wissenschaftliche Belege für einen Zusammenhang zwischen Rauchen und Lungenkrebs vorgelegt. Ab 1950 sicherten großangelegte Studien den Verdacht. Niemand erwartete seinerzeit einen so gewöhnlichen Grund als Krebsursache. Aber Ernest Ludwig Wynder und Evarts Ambrose Graham von der Washington University School of Medicine konnten 1950 in einer kontrollierten Fallstudie auf diesen Zusammenhang hinweisen. Anhand von 684 Fällen von Bronchialkarzinom kamen sie zu dem Schluß, daß exzessives und langdauerndes Rauchen, vor allem Zigarettenrauchen, ein wichtiger Faktor für die Entstehung des Lungenkrebses ist.

Am 10.4.1954 gibt das Nationale Krebsinstitut der USA epidemiologische Zahlen bekannt, die auf starke Resonanz in der Öffentlichkeit stoßen. Sie stellen den hohen Anteil der Krebskrankheit heraus und veranlassen erste Kampagnen gegen den Raucherkrebs in den USA.

1962 erregt eine Studie des Royal College of Physicians of London über »Smoking and Health« weltweites Aufsehen. Anlaß war die Tatsache, daß 75 % der englischen Männer Raucher waren und die Lungenkrebsrate zur höchsten der Welt geworden war.

Eine Beweiskette internationaler und nationaler Berichte folgte. 1964 wurde mit alarmierenden Gefahrenhinweisen in den USA der sogenannte Terry-Report »Smoking and Health« vorgelegt, benannt nach dem US Surgeon-General Dr. Luther Terry. Im gleichen Jahr sprach der 2. Raucher-Report des British Royal College of Physicians vom Rauchen als dem »heutigen Holocaust«. 1975 warnte ein WHO Committee on Smoking.

Abertausende von Studien wurden ausgewertet. Für den 1978 vorgelegten Bericht des US Surgeon General erstellten allein 844 forschende Wissenschaftler aus Amerika und Übersee 795 neue wissenschaftliche Berichte über Tabak und Gesundheit. In den 80er Jahren des 20. Jahrhunderts konnte bereits auf über 30000 wissenschaftliche Arbeiten verwiesen werden.

Damals lautete das zusammenfassende Urteil von Joe Califano, unter Präsident Carter der Sekretär (Minister) für Gesundheit, Erziehung, Wohlfahrt: Rauchen bedeutet »Selbstmord in Zeitlupe«. Und der ranghöchste Arzt der amerikanischen Gesundheitsbehörden setzte hinzu: »Die Zigarette ist das einzige gesetzlich zugelassene Verbraucherprodukt, das bei vorschriftsmäßigem Gebrauch tödlich wirkt.«

Kein Wunder, daß solche klaren Worte Wirkung zeigen. Auch persönlich. So berichtet Joe Califano, der

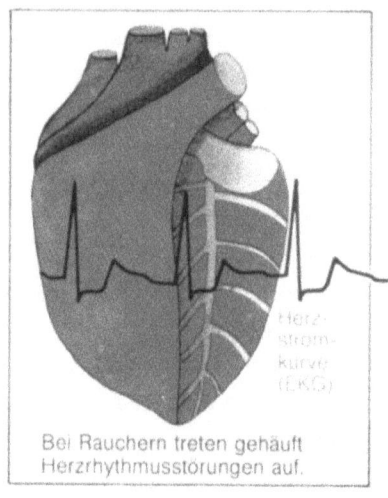

Abb. 6. Herzrhythmusstörungen.

vorher 2 Packungen Zigaretten täglich geraucht hatte, daß er 1975 mit dem Rauchen aufgehörte habe, als sein Sohn sich das von ihm als Geschenk zu seinem 11. Geburtstag gewünscht hatte.

Über 30 Millionen Amerikaner haben seit dem ersten großen Wissenschaftsreport über die schädlichen Folgen mit dem Rauchen aufgehört. Die negativen Folgen des Rauchens waren einfach zu eindeutig.

Klar war geworden: Häufigkeit und Schwere der durch Rauchen verursachten Krankheiten sind stark abhängig von der Zahl der täglich gerauchten Zigaretten, von der Dauer der Rauchgewohnheit, von der Inhalationstiefe und von dem Nikotin- und Teergehalt im Zigarettenrauch. Kein Wunder, denn mit jeder Zigarette werden Blutdruck, Herzarbeit, Sauerstoffverbrauch und andere wichtige Organfunktionen beeinflußt (Abb. 6). Das kann bei tagtäglichem Rauchen über Jahre hinweg nicht ohne ernste Folgen bleiben.

Die Krankheiten und Todesursachen im einzelnen

Die Deutsche Liga zur Bekämpfung des hohen Blutdruckes weist darauf hin, daß die Inhalation des Zigarettenrauchs innerhalb von 10 Minuten zu einer Erhöhung des systolischen und diastolischen Blutdrucks von bis zu 30 mmHg führt. Experten der Weltgesundheitsorganisation geben dem vermeidbaren Risikofaktor »Rauchen« einen Schuldanteil von 20 bis 25 % an dem Auftreten arteriosklerotischer Erkrankungen, die schließlich die Hauptursache für Krankheit und Tod in den industrialisierten Ländern sind. Dabei handelt es sich um Verengungen der Arterien, die den Körper mit Blut versorgen. Wenn diese Versorgungsleitungen nicht mehr durchgängig genug sind, sind die Folgen für den Organismus schwerwiegend. Es kommt zu Erkrankungen der Herzkranzgefäße mit der Folge Angina pectoris, Herzinfarkt, Herztod oder durch mangelhafte Durchblutung bedingte Herzschwäche, Verengungen der Nierenarterien mit den Folgen hoher Blutdruck und Nierenversagen, Verengungen im Bereich der Beingefäße, Verengungen der hirnversorgenden Gefäße, die zu Schwindel, Hörstörungen, Schlaganfall und Halbseitenlähmung führen können.

Zigarettenrauchen gefährdet eben nicht nur das Herz, sondern fördert auch die allgemeine Gefäßverkalkung. Es ist deshalb kein Zufall, wenn unter 100 Patienten mit Durchblutungsstörungen der Beine 99 Raucher sind.

Die Deutsche Liga zur Bekämpfung von Gefäßerkrankungen erklärt: »Es gilt heute als absolut gesichert, daß das Zigarettenrauchen der wichtigste Risikofaktor für die Entstehung der arteriellen Verschlußkrankheit der Beine ist.« Bekanntlich nennt der Volksmund diese Krankheit ja nicht umsonst auch »Raucherbein«. Bereits

1911 fand der Heidelberger Internist Wilhelm Erb unter seinen Patienten mit Schaufensterkrankheit 3mal häufiger Raucher und 5mal häufiger »enorme Raucher«.

Unter dem Begriff *Raucherbein* werden Gefäßverengungen und -verschlüsse der Beinarterien verstanden, die zu heftigen Schmerzen beim Gehen führen. Im Ruhezustand vermag die Durchblutung noch leidlich funktionieren. Beim Gehen jedoch steigt der Sauerstoffbedarf der Beinmuskeln an. Mehr Sauerstoff aber kann mit dem Blut nicht herangeführt werden, da die Gefäße bereits verengt sind. Der beim Gehen plötzlich auftretende Schmerz signalisiert den aktuen Sauerstoffmangel und zwingt den Betroffenen, stehen zu bleiben (daher der Name »Schaufensterkrankheit«). Nach einigen Minuten Pause setzt dieser Patient seinen Weg fort, bis der Vorgang sich wiederholt. Je kürzer die Gehstrecke bis zum Wiederauftreten des Schmerzes in den Beinen, desto fortgeschrittener die Verengung der Beingefäße. Ein Weiterrauchen verkürzt nicht nur die noch verbleibende schmerzfreie Gehstrecke. Am Ende muß das betroffene Bein operativ entfernt werden. In 11 % der Fälle ist dies die tragische Konsequenz einer nicht gewollten und doch selbst herbeigeführten Verstümmelung!

Geschätzt wird die Amputationsrate pro Jahr auf immerhin 30000. Es mutet nach wissenschaftlicher Beurteilung deshalb wie ein zynischer Witz an, wenn Zigarettenreklame ausgerechnet vorgaukelt, Raucher würden für eine Zigarette meilenweit gehen. Viele können nur deshalb nur noch kurze Strecken gehen, weil sie geraucht haben. Sachlich richtig wäre deshalb die Warnung: Nur der kann auch nach Jahren noch meilenweit gehen, der nicht geraucht hat. Raucher gehen dann eher am Stock oder an Krücken.

Oft übersehen wird: Die meisten Raucher sterben nicht an Lungenkrebs, sondern an Herzinfarkt und Ko-

Tabelle 3. Durchschnittlicher Verlust an Lebensjahren bei einem durchschnittlichen Tagesverbrauch (nach amerikanischen Statistiken des National Cancer Institute der USA).

Rauchbeginn mit	1–9 Zigaretten	10–19 Zigaretten	20–39 Zigaretten	Über 40 Zigaretten
25 Jahren	–4,6 Jahre	–5,5 Jahre	–6,2 Jahre	–8,3 Jahre
30	–4,6	–5,5	–6,1	–8,1
35	–4,5	–5,4	–6,0	–7,9
40	–4,3	–5,2	–5,8	–7,6
45	–4,1	–5,0	–5,6	–7,0
50	–3,8	–4,6	–5,1	–6,3
55	–3,5	–4,0	–4,4	–5,4
60	–3,1	–3,5	–3,9	–4,4
65	–2,8	–2,9	–3,1	–3,4

Die Übersterblichkeit bei nicht inhalierenden	
Zigarrenrauchern beträgt durchschnittlich	0,4–0,9 Jahre
Pfeife- und Zigarrenrauchern	0,21–0,6 Jahre
Pfeiferauchern	0,14–0,4 Jahre

Inhalierende Zigarren- und Pfeiferaucher haben nach der Beurteilung von Präventivmedizinern das gleiche hohe Risiko wie Zigarettenraucher.

ronarsklerose, starke Raucher ca. 3mal häufiger als Nichtraucher. Das Durchschnittsalter der Nichtraucher beim Erstinfarkt liegt bei 63 Jahren, bei den Rauchern dagegen bei 53 Jahren (mehr als 25 Zigaretten pro Tag). Schwere Raucher mit mehr als 2 Päckchen pro Tag sind durchschnittlich sogar 10 Jahre jünger als Nichtraucher zum Zeitpunkt ihres erstens Infarktes – und zwar 51.

Je früher der Rauchbeginn, desto größer das Risiko (Tabelle 3). Männer, die früh in ihrer Jugend zu rauchen begannen, tendieren dazu, mehr Zigaretten zu rauchen und tiefer zu inhalieren. Deshalb ist nach Berechnungen von Professor Hammond ihre Übersterblichkeit am höchsten (Tabelle 4).

Tabelle 4. Je früher mit dem Rauchen begonnen wird, desto früher tritt der Tod ein.

Rauchbeginn	Verlust an Lebensjahren
Unter 15 Jahren	−8,2 Jahre
15–19 Jahre	−6,5
20–24 Jahre	−4,8
25–34 Jahre	−3,7

Tabelle 5. Tabakbezogene Todesfälle in Europa.
1990 war das Rauchen von Tabak in der Europäischen Union verantwortlich für den Tod von 511700 Menschen (423000 Männern und 88700 Frauen).

	Gesamt	Männer	Frauen
Alle Krebsarten	217000	191000	26000
Lungenkrebs	141000	122000	19000
Gefäßkrankheiten	150000	118000	32000
Atemwegserkrankungen	93000	73000	20000
Andere Krankheiten	51700	41000	10700

Tabelle 6. Prozentuale Häufigkeit tabakbedingter Tumoren an der Gesamtkrebssterblichkeit geordnet nach Organen (nach Blum 1993).

Tumor	Männer	Frauen
Lunge	90 %	79 %
Kehlkopf	81 %	87 %
Mundhöhle	92 %	61 %
Speiseröhre	78 %	75 %
Bauchspeicheldrüse	29 %	34 %
Harnblase	47 %	37 %
Niere	48 %	12 %
Magen	17 %	25 %
Leukämie	20 %	20 %
Gebärmutterhalskrebs	—	31 %

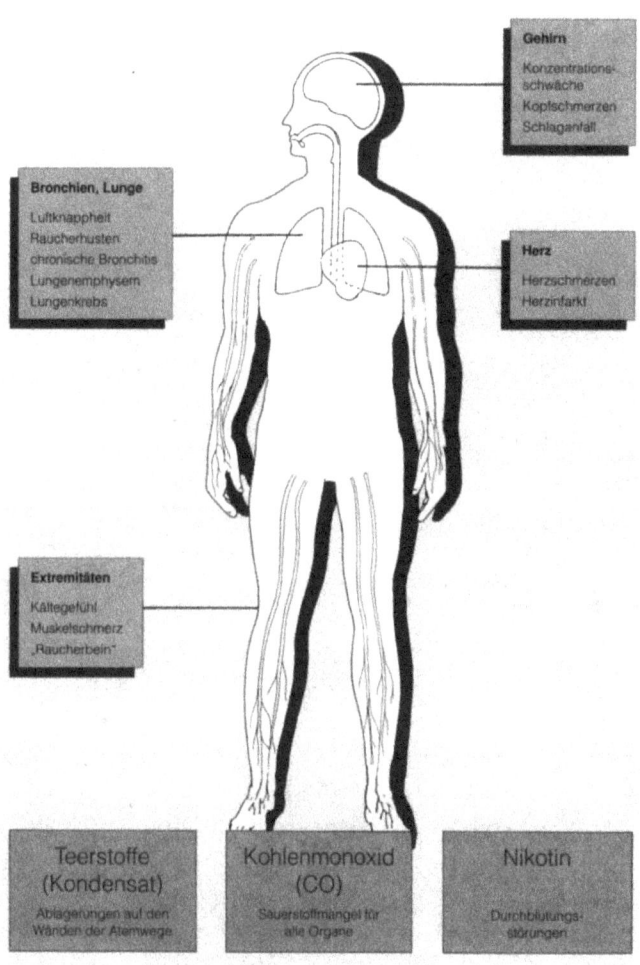

Abb. 7. Rauchen schädigt den Gesamtorganismus.

Rauchen schädigt nicht nur ein Organ, sondern die Mehrheit der lebenswichtigen Organsysteme (Abb. 7, Tabelle 5 und 6). Wird im menschlichen Organismus ein einziges Organ oder Organsystem krank, d.h. in seiner Funktion eingeschränkt, so resultiert daraus eine Leistungsminderung des Gesamtorganismus.

So werden viele Krankheitsfolgen angeführt.

Bekannt ist, daß Raucher häufiger an Magen- und Darmgeschwüren leiden als Nichtraucher. Zigarettenrauchen beeinflußt die Magensäureabsonderung. Es muß deshalb angenommen werden, daß ein ursächlicher Zusammenhang zwischen dem Rauchen und dem Entstehen von Magen- und Darmgeschwüren besteht. Da die Heilung eines Geschwürs durch Weiterrauchen verhindert wird, kann die Behandlung nur dann erfolgreich sein, wenn das Rauchen ganz eingestellt wird.

Ein Teil der krebserzeugenden Stoffe des Tabakrauches wird über die Niere und die Harnblase ausgeschieden. Entsprechend ist auch die Krebserkrankungsrate dieser Organe bei Rauchern erhöht. Im Zusammenhang mit der verlängerten Verweildauer des Urins in der Harnblase ist dabei der Blasenkrebs häufiger als der Nierenkrebs.

Dem Tabakrauch am unmittelbarsten ausgesetzt sind die Luftwege und die Lunge, bestehend aus Nase und Rachen, der Luftröhre und den Bronchien. Sie leiten die eingeatmete Luft in die Lunge, das für den Gasaustausch zuständige Organ unseres Körpers. Der Sauerstoff der Atemluft wird in über 300 Millionen feinster Lungenbläschen in das Blut der umhüllenden Blutgefäße abgegeben. Eine Verstopfung selbst kleinerer Nebenstraßen führt bereits zu einer erheblichen Beeinträchtigung der Atmung. Genau das aber wird durch schädliche Stoffe des Rauchs bewirkt und hat natürlich krankmachende Folgen.

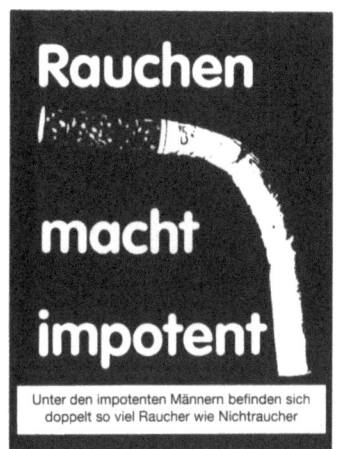

Abb. 8. Beispiel für Antiraucherwerbung.

Raucher leiden offenbar auch vermehrt unter Impotenz (Abb. 8). So ergab eine Befragung von 4462 Amerikanern zwischen 31 und 49 Jahren, daß bei den Rauchern Impotenz zu 50 % häufiger war als unter Nichtrauchern. Zurückzuführen ist die erhöhte Rate sexueller Störungen nach Meinung der Forscher auf Durchblutungsprobleme.

Rauchen stört ebenfalls die Wund- und Knochenheilung. Zigarettenraucher haben besonders oft Rückenprobleme. Durch die Wirkung des Nikotins werden die Bandscheiben nicht ausreichend mit Sauerstoff versorgt und verändern sich, werden dünner. Auch das Zahnbett macht der Rauch krank. Die Veränderung äußert sich zunächst in einer scheinbar unbedeutenden Zahnfleischentzündung, die sich allmählich auf die tiefen Gewebe des Zahnbetts fortsetzt und zu einer echten Zahnbetterkrankung mit schließlichem Verlust der Zähne führen kann.

Und allgemein gilt: Raucher sind häufiger krank als Nichtraucher. Da deutsche Unternehmen Befragungen für solche Studien in der Regel als Angriff auf den Arbeitsfrieden ansehen, wenn man sie um Mithilfen bittet, muß auch in diesem Fall auf amerikanische Untersuchungen verwiesen werden. Ergebnis einer entsprechenden Studie bei der Dow Chemical Company: Raucher waren jährlich 5,5 Tage mehr krank als Nichtraucher. Das California Department of Water Ressources meldete für Raucher 50 % mehr Krankheitstage als für Nichtraucher. Und für Deutschland besagen Schätzungen, daß hier Raucher 11 Arbeitstage im Jahr öfter krank sind als Nichtraucher.

Auch Mund- und Rachenkrebs werden durch Rauchen mit verursacht. Wenn ihre Zahl in den vergangenen Jahren in Deutschland stark angestiegen ist, wird das neben chronischem Alkoholmißbrauch insbesondere auf den Nikotineinfluß zurückgeführt. Nach Angaben der Deutschen Gesellschaft für Hals-Nasen-Ohren-Heilkunde erkranken derzeit jährlich 15 bis 18 von 100000 Menschen an einem Mund-Rachen-Karzinom. Vor 10 Jahren waren es noch etwa 12 von 100000. Die Hälfte dieser Leiden endet tödlich. Bei Männern unter 50 Jahren ist eine Erkrankung von Mundhöhle, Rachen oder Kehlkopf schon die häufigste Ursache für den Krebstod.

Mit dem Rauchen in Zusammenhang gebracht werden viele bösartige Geschwülste der oberen Rauchstraße: Lippenkrebs, Zungenkrebs, maligne Gewchwülste der gesamten Mundhöhle, des Zahnfleisches, des Rachens, der Luftröhre, der Speiseröhre und des Kehlkopfes. Beim Kehlkopfkrebs entfielen 95 % aller Fälle auf Raucher mit einem Tageskonsum von mindestens 20 Zigaretten.

Pfeifenraucher werden besonders durch den Krebs der Lippe bedroht. »Gesunde Raucharten« sind also eine Illusion. Auch Kau- und Schnupftabak haben schädliche Folgen. »Es gilt als eindeutig gesichert, daß die sonst so seltenen Karzinome der Mundhöhle durch diese Form des Tabakkonsums begünstigt werden. Die verschiedenen epidemiologischen Studien nennen eine Erhöhung des

Tabelle 7. Krebsrisiko in Abhängigkeit von Alkohol- und Zigarettenkonsum.

Alkoholkonsum pro Tag	Zigarettenkonsum pro Tag	Krebsrisiko
Bis 0,5 Liter Wein	Weniger als 10 Zigaretten	= 1
	10–20 Zigaretten	× 3
	Über 20 Zigaretten	× 5
1 Liter Wein	Weniger als 10 Zigaretten	× 7
	10–20 Zigaretten	× 8
	Über 20 Zigaretten	× 12
Mehr als 1 Liter	Weniger als 10 Zigaretten	× 18
	10–20 Zigaretten	× 20
	Über 20 Zigaretten	× 44

Erkrankungsrisikos zwischen dem 1,8- und 48fachen, vor allem an jenen Stellen, wo der Kautabak plaziert wird.

Besonders schlimm, wenn zum Zigarettenkonsum auch der Alkoholmißbrauch kommt. Wissenschaftler haben herausgefunden: Wer regelmäßig raucht und trinkt, wird mit einer 45fach höheren Wahrscheinlichkeit an einem Kopf-Hals-Karzinom erkranken als ein bezüglich dieser Genußgifte abstinent lebender Mensch.

Die multiplizierte Gefahr: Speiseröhrenkrebs durch Tabak *und* Alkohol

Die Krebsgefahr durch Zigaretten erhöht sich noch um ein vielfaches, wenn gleichzeitig auch Alkohol konsumiert wird. Je höher der Verbrauch, desto größer auch das sich steigernde Risiko speziell beim Speiseröhrenkrebs, erläutert LA LIGUE, die französische nationale Liga gegen Krebs (Tabelle 7).

All diese Krankheitsfolgen veranlaßten 1984 die britische Ärztekammer (BMA) Hunderttausende schwarzgerahmter Postkarten an Englands 30000 praktische Ärzte zu verteilen, vorgesehen zum Weiterversand an die Abgeordneten. Jedesmal, wenn wieder ein Patient an den Folgen des Rauchen gestorben war, sollte die Trauerkarte versandt werden: «Hiermit teile ich Ihnen mit, daß der/die Betreffende vorzeitig gestorben ist und der Tod durch Rauchen herbeigeführt wurde.«

Schuld daran sind die gefährlichen Bestandteile im Rauch.

Gifte im Tabakrauch

Beim Verbrennen des Tabaks in der Zigarette entstehen zwei verschiedene Arten von Rauch: Erstens der *Hauptstromrauch*, wenn der Raucher an der Zigarette »zieht«. Damit beginnt die Rauchstraße an den Lippen. Chemische, pharmakologische, mechanische, thermische und wasserentziehende Reize wirken auf sie ein. Ebenso auf die Mundhöhle, den Nasen-Rachen-Raum und – bei inhalierendem Rauchen – auch auf die Lungenbläschen.

Wichtig ist aber zweitens auch der *Nebenstromrauch*, der durch das Abglimmen der Zigarette entsteht (Abb. 9).

Im Rachen treffen sich die beiden Rauchströme aus Nase und Mundhöhle. Deshalb ist die Rachenschleimhaut besonders starken Einflüssen ausgesetzt, die sich vor allem in ständigem Raucherkatarrh äußern. Selbst zu Erkrankungen der Nase kommt es durch Rauchen, insbesondere Nasenkatarrh und Nasenbluten, entstanden durch starke Austrocknung der Nasenschleimhaut.

Hieß es in den 60er Jahren noch, daß in dem Rauch etwa 1000 verschiedene chemische Substanzen enthalten sind, hat die Wissenschaft in den 70er Jahren im Tabakrauch bereits mehr als 2000 partikel- oder gasförmige chemische Verbindungen identifiziert und in den 80er

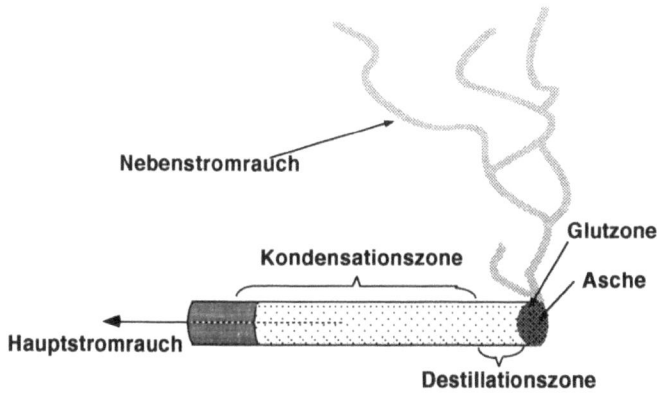

Abb. 9. Nebenstromrauch.

Jahren über 3800 chemische Stoffe im Tabakrauch nachgewiesen. Manche dieser Schadstoffe können die lebende Zelle schädigen, sind für die Gefäßschäden der Raucher verantwortlich, die zu Herzinfarkt, »Raucherbein« und Hirnschlag führen können. Andere sind für die bösartigen Erkrankungen (Lungenkrebs, Kehlkopfkrebs, Blasenkrebs usw.) verantwortlich. Insgesamt enthält der Zigarettenrauch mehr als 40 verschiedene karzinogene, das sind krebsauslösende Substanzen.

Der Zigarettenrauch enthält auch 24 verschiedene Metalle, darunter Cadmium (Abb. 10). Das Blut von Rauchern enthält 3- bis 4mal so viel Cadmium wie das von Nichtrauchern. Ein weiterer gefährlicher Schadstoff im Zigarettenrauch ist das Benzol, das die blutbildenden Organe schädigen und Leukämien auslösen kann.

Populär wurde das auch schon so ausgedrückt: »Im Tabak sind Gifte, wie sie auch in Autoabgasen, Leuchtgas und Giftpflanzen vorkommen.« Oder: »Zu den giftigen Stoffen im Nebenstromrauch gehören Kohlenmonoxid (das Auspuffgas, mit dem Lebensmüde Selbstmord begehen), Blausäure (die Chemikalie, mit der man in den USA

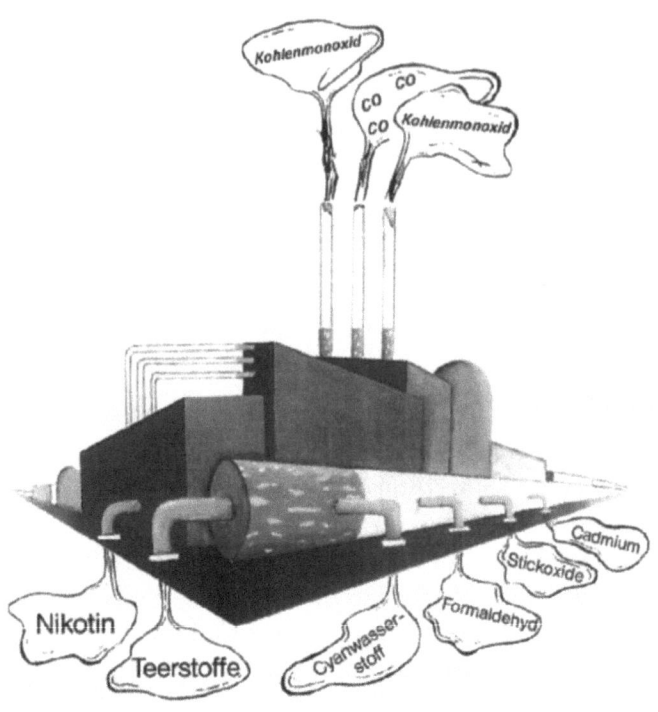

Abb. 10. Schadstoffe im Zigarettenrauch.

zum Tode Verurteilte vergast hat), Formaldehyd (als Konservierungsstoff bekannt) und Nikotin (ein Insektenvernichtungsmittel)« (Dr. med. David Reuben).

Was abhängig und was krank macht

Kein Zweifel: Tabak ist eine Droge», ein »Rauschgift«. Rauchen bedeutet nach Einschätzung des amerikanischen Psychiaters Dr. Saul M. Shiffman vom Department of Psychiatry der University of California, Los Angeles »eine höchst gefährliche Drogenabhängigkeit«.

Tabak enthält Substanzen, die abhängig und krank machen.

Der *Hauptwirkstoff* des Zigarettenrauchs, der abhängig macht, ist das *Nikotin*, was Wissenschaftler nicht nur durch Experimente, sondern auch durch Selbstversuche mit Nikotininjektionen herausgefunden haben. So machte ein Gutachtergremium der amerikanischen Arznei- und Lebensmittelbehörde (FDA) deutlich, daß die Suchtgefahr für Zigarettenraucher hauptsächlich auf die pharmakologischen Auswirkungen des Nikotins auf den menschlichen Körper zurückzuführen ist. Nur bei einer Nikotinzufuhr von weniger als 5 mg pro Tag konnten die Versuchspersonen auch längere Zeit aufs Rauchen verzichten, ohne daß Entzugserscheinungen auftraten.

Nikotin ist ein starkes Alkaloid, das nur in den Blättern der Tabakpflanzen enthalten ist. Es ist ein Reizmittel, das das Herz schneller schlagen und damit mehr arbeiten läßt sowie den Blutdruck hebt. Die Wirkungen des Nikotins sind nicht nur auf das Herz-Kreislauf-System beschränkt. Seine Wirkungen auf das Nervensystem sind vermutlich noch nachhaltiger. Das Inhalieren von Tabakrauch ist eine außerordentlich erfolgreiche Methode, dem Gehirn Nikotin zuzuführen. Wegen der hier auf die Psyche ausgeübten Wirkungen werden Tabakwaren konsumiert (people smoke for nicotine).

Nikotin gilt als eines der stärksten Gifte überhaupt. Bereits mit einer Dosis von 50 mg wirkt es tödlich. Wenn Zigarettenrauch inhaliert wird, gelangt das darin enthaltene Nikotin sehr schnell aus den Lungenbläschen in das Blut, passiert die Blut-Hirn-Schranke und erreicht in 7 Sekunden sein Zielorgan, das Gehirn. Bei 20 Zigaretten täglich wird das Gehirn 200- bis 300mal mit Nikotin überflutet; das macht seine aktivierende wie seine emotional dämpfende Wirkung aus. Nach jedem Lungenzug werden die Nikotinrezeptoren im Gehirn gleichsam mit

Nikotin übergossen, bei 20 Zigaretten à 10 Zügen pro Tag 73000 mal im Jahr. Der ständige Wechsel der Nikotinkonzentration im Gehirn führt zur Abhängigkeit.

Nikotin hat psychophysische Wirkungen: Es beeinflußt positiv die Aufmerksamkeit, das Gedächtnis und die psychomotorische Leistungsfähigkeit, die Streßtoleranz nimmt zu, während die Agressivität abnimmt. Nikotin ist auch für die hungerstillende und gewichtsvermindernde Wirkung des Zigarettenrauchens verantwortlich.

So die Erklärung der Pharmakologen.

»Jede einzelne Zigarette wird in voller Absicht mit soviel Nikotin versehen, wie nötig ist, um beim Raucher eine Nikotinsucht hervorzurufen und sie zu erhalten. Die Zigarettenproduzenten sichern sich also auf diese Weise ihre Kunden.« (SuchtReport)

Beim Inhalieren werden über 90 % des Nikotingehaltes in die Blutbahn aufgenommen. Innerhalb von 20 bis 30 Minuten, nachdem eine Zigarette geraucht wurde, hat das Nikotin das Gehirn verlassen, und der Raucher fühlt das Verlangen nach mehr. Wird der Tabakrauch nicht oder nur teilweise inhaliert, und das ist beim Zigarren- und Pfeifenrauchen der Fall, dann steigt die Nikotinkonzentration im Blut langsamer an, kann aber durchaus die gleiche Höhe erreichen wie beim inhalierenden Zigarettenraucher.

Ein amerikanischer Slogan sagt: »*Menschen rauchen wegen des Nikotins, aber sie sterben am Teer*«, womit die Gesamtheit der schädigenden Tabakrauchbestandteile gemeint ist. Denn der Teer in Zigaretten besteht aus hunderten verschiedener Substanzen, von denen einige als krebserregend bekannt sind.

Wer täglich 20 Zigaretten raucht, gießt pro Jahr eine Tasse Teer in seine Lungen, warnt die Bundesärztekammer. Bei täglich 10 Zigaretten sind das in 10 Jahren etwa 1 Kilo Teerstoffe, bei 20 Zigaretten täglich in 20

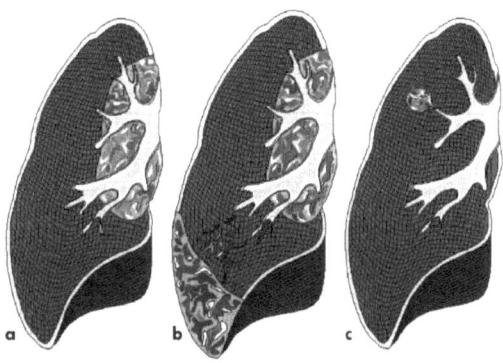

Abb. 11a–c. Die häufigsten Karzinomarten der Lunge. **a** zentrales Bronchialkarzinom, **b** Pleuritis carcinomatosa, **c** bronchialveoläres Karzinom.

Jahren 6 kg Rauchstaub (= 10 Briketts). Ein Teil davon wird zwar ausgeschieden, ein anderer Teil bleibt aber in den Atemwegen und in der Lunge und stellt dort ein fortdauerndes Krankheitsrisiko dar. Was eigentlich schon seit Anfang des Jahrhunderts bekannt ist, denn bereits 1915 hatten 2 japanische Forscher in Tierexperimenten bestätigt, daß Teer die fatale Eigenschaft besitzt, Krebsgeschwülste zu erzeugen. Mit Hilfe von Mäuseversuchen sind die Zusammenhänge wissenschaftlich immer stärker erhärtet worden. Als in England und Amerika 71 Wochen lang Tiere mit kondensiertem Zigarettenrauch bepinselt wurden, entstand bei der Hälfte der Versuchstiere Hautkrebs. Wurden aus dem Tabakkondensat bestimmte Stoffe isoliert auf die Haut gestrichen, so entstand sogar in jedem Fall bereits nach kürzerer Behandlung Hautkrebs. Eine Gruppe französischer Forscher hat im teerigen Niederschlag des Zigarettenrauchs eine Substanz isoliert, die bei Tierversuchen sogar in 100 % aller Fälle Krebs hervorrief.

Wissenschaftlich erläutert wird: Zigarettenrauch beeinträchtigt zwei sehr wichtige Lungenfunktionen und die Art und Weise, wie die Lungen arbeiten. Wir müssen wissen, daß sie mit einem äußerst zarten Gewebe ausgekleidet ist. Dieses arbeitet ununterbrochen und wird leicht durch Infektionen beschädigt. Bewiesen ist, daß der Rauch die Verteidigungsmechanismen beschädigt. Dies führt zu weiteren zerstörerischen Prozessen und begünstigt Infektionen, weil die Abwehrkräfte der Lungen gegen Infektionen geschwächt werden. Werden die Lungen Teile weiter mit Rauch irritiert, dann verwandelt sich ein normalerweise einfacher Zellerneuerungsprozeß in einen bösartigen. Das Oberflächengewebe wuchert und wächst auf diese bösartige Weise weiter (Abb. 11a–c). Die Flimmerhärchen schwellen an und hören auf zu arbeiten. Sie können die Luftwege nicht länger sauber halten: Schleim sammelt sich an und verursacht den Raucherhusten. Ständiges Rauchen kann schwere Erkrankungen auslösen wie z.B. chronisch obstruktive Atemwegserkrankungen. Sind zusätzlich die Herzkranzgefäße durch eine beginnende Gefäßverkalkung bereits eingeengt, dann kann bei Rauchern der Herzanfall zum Herzinfarkt führen.

Aufgrund all dieser Erkenntnisse beschloß die EG, daß ab 1. Januar 1993 eine Zigarette nicht mehr als 15 mg Teer enthalten darf. Der tatsächliche Gehalt muß auf den Zigarettenpackungen angegeben werden.

Eigentlich müßte die Schadstoffliste so umfangreich sein, daß sie auf keiner Zigarettenpackung auch nur annähernd wiederzugeben wäre. Hervorzuheben wäre aber unter anderem, daß das im Zigarettenrauch enthaltene *Kohlenmonoxid* die Erkrankungen des Herz- und Kreislauf-Systems fördert. Kohlenmonoxid ist ein geruchloses Giftgas, das im Zigarettenrauch zu 3–4 % enthalten ist. Es wird mit dem Tabakrauch in die Lungen eingeatmet und verbindet sich beim Eintritt in die Blutbahn sehr schnell mit dem Blutfarbstoff. Seine Bindungsfähigkeit ist 325mal stärker als die des Sauerstoffs. Es verdrängt diesen deshalb aus dem Blut. Die Einatmung größerer Mengen Kohlenmonoxid bei starkem Rauchen führt daher zu einem direkten Sauerstoffmangel in Geweben und Organen. Die chronische Exposition mit Kohlenmonoxid bewirkt eine verminderte Sauerstoffkapazität und eine verlangsamte Sauerstoffabgabe. Das bedeutet: Kohlenmonoxid ist mitverantwortlich für die bei Zigarettenrauchern festgestellte frühzeitige Verkalkung der Herzkranzgefäße. Wie Tierversuche nachgewiesen haben, führt die gleiche eingeatmete Menge an Kohlenmonoxid, wie sie beim Rauchen von Zigaretten aufgenommen wird, zu einer starken Verkalkung und Verfettung der Blutgefäße, Ursache krankhafter Veränderungen am Herz-Kreislauf-System.

Je stärker und regelmäßiger inhaliert wird, desto größer die Schädigung. Experten warnen deshalb vor allem vor dem inhalierenden Rauchen und empfehlen: Rauchen Sie die Zigarette bis zu höchstens 2 Dritteln, entsprechend den 3 Merksätzen:

- Die allerersten Züge beim Rauchen einer Zigarette sind relativ harmlos, da der Teer und das Nikotin durch den Tabak und den Filter absorbiert werden.
- Bald aber bewirken das Nikotin und andere chemische Substanzen eine Reizung der empfindlichen Halsorgane, indem der Teer sie veranlaßt, dickflüssigen Schleim abzusondern. Die Mischung von Teer und Schleim belastet und schädigt die Lungen.
- Am Ende einer Zigarette ist der gerauchte und inhalierte Tabak dermaßen mit Nikotin und chemischen Substanzen gesättigt, daß er die Lungenwände mit flüssigem Teer überzieht und sie so stark reizt, daß stärkere Absonderungen erfolgen als während des Rauchens der ersten 2 Drittel einer Zigarette.

Die einzig wirklich gesunde Alternative allerdings heißt: Schluß mit dem Rauchen. In den USA und in England sind bereits Millionen dieser Einsicht gefolgt. Die großen Aufklärungsaktionen haben erreicht, daß in Amerika die Raucherrate auf unter 30 % sank; vor 25 Jahren waren es doppelt so viele Raucher. Auch bei uns wurden viele zu Exrauchern. Die schlechte Nachricht allerdings heißt: dieser Rückgang wurde vielfach ausgeglichen durch mehr rauchende Frauen.

Ladykiller: Frauen in besonderer Gefahr

Männer rauchen weniger, Frauen rauchen mehr. Das kennzeichnet, auf einen kurzen Nenner gebracht, die Entwicklung. Die Zahl der Raucherinnen unter den jungen Frauen ist innerhalb von 20 Jahren um 60 % gestiegen, der Anteil der starken Raucherinnen (mit mehr als 20 Zigaretten pro Tag) hat sich sogar verdreifacht. Zur Zeit greifen in Deutschland 35,5 % aller Frauen zwischen 25 und 39 Jahren täglich zur Zigarette. Mit bedenklichen Folgen: Zigaretten sind zu Ladykillern geworden.

»Die Seuche ist so ungezähmt / und so weit eingerissen / dass sie auch das Weibliche Geschlecht vergiftet.« Doch das, was Jakob Balde bereits im Jahr 1658 berichtet, sollte erst im 20. Jahrhundert Wirklichkeit werden. Die Frauen wurden auf diesem Wege von vielen Mutmaßungen und kritischen Kommentaren begleitet. So vertrat ein Psychoanalytiker in einer Studie in den 20er Jahren über »Die rauchende Frau« die Auffassung, daß das Rauchen meist eine sexuelle Angelegenheit sei, denn »das glückliche und zufriedene Vollweib wird nie aus dem Rauchen eine Leidenschaft machen.« Dagegen könne beobachtet werden, daß unzufriedene, namentlich geschlechtlich unbefriedigte Frauen zu leidenschaftlichen Raucherinnen werden. Die Geständnisse solcher Frauen führten darauf, daß das Rauchen bei ihnen oft nur eine Betäubung, ein Vergessenwollen sei und manchmal direkt eine Ersatzhandlung für das defekte oder fehlende Liebesleben darstellt. Durch das Rauchen würden also die entsprechenden Wunschideen gewissermaßen »abreagiert«. In bezug auf das Sexualempfinden wirke das Nikotin jedoch in geringem Grade manchmal anregend, in höherem Grade abstumpfend und lähmend. So hat man schon im 16. Jahrhundert in vielen Mönchsklöstern den jungen Novizen große Mengen Tabak zugesteckt, um das sexuelle Bedürfnis abzustumpfen.

Einfluß auf das Rauchverhalten von Frauen hat entscheidend auch die Emanzipationsbewegung. Als im 19. Jahrhundert Blaustrümpfe wie George Sand und Lola Montez demonstrativ in der Öffentlichkeit rauchten, hatte das eine gewisse Signalwirkung. Das Recht zu rauchen wird ebenso gefordert wie das Recht, Hosen zu tragen (Abb. 12).

Andererseits formiert sich auch Widerstand gegen rauchende Frauen. Ein Epigramm von Madame de Staël macht das deutlich:

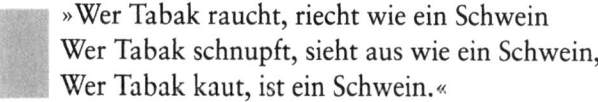

»Wer Tabak raucht, riecht wie ein Schwein
Wer Tabak schnupft, sieht aus wie ein Schwein,
Wer Tabak kaut, ist ein Schwein.«

Evelyn Wordsworth gründete in Chicago eine Antiraucher-Liga von Frauen, denen es strengstens verboten war, einen Raucher zu küssen. Während der Prohibition in den USA (1920–1932) versucht eine »Womans Christian Temperance Union« auch eine »smoking prohibition« durchzusetzen. Gewarnt wird unter anderem mit einem

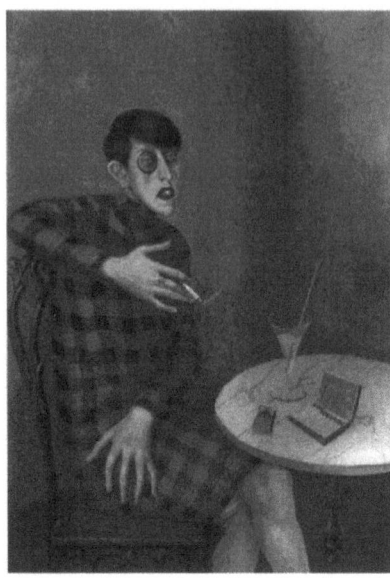

Abb. 12. Darstellung von Otto Dix der Journalistin Sylvia von Harden: Zu den Attributen einer emanzipierten Frau der 20er Jahre gehörte auch das Rauchen von Zigaretten.

Plakat, das eine zigarettenrauchende Mutter mit einem Baby im Arm darstellt.

In Deutschland wird im 3. Reich zuerst die Devise propagiert: »Die deutsche Frau raucht nicht!« Doch als 1940 Raucherkarten eingeführt werden, erhalten sie auch weibliche Personen (ab 25 Jahren, männliche Personen ab 18 Jahren). Und wie bei den Männern ist es der Krieg, der vermehrt zu Zigaretten greifen läßt. Zigaretten als Ablenkungswaffen gegen den Streß dieser Zeiten. Danach kamen die weiter zunehmende Emanzipation und die sexuelle Revolution durch die Einführung der Pille. Obwohl gerade sie die Gefahren für Raucherinnen erhöht. Trotzdem: Der Anteil rauchender Frauen steigt ständig. Die Vorherrschaft der Männer in Sachen Tabakkonsum nimmt rapide ab. In vielen Ländern rauchen die weiblichen Teenager mittlerweile mehr als die männlichen. Die Zahl der rauchenden Frauen ist in den letzten 30 Jahren im Verhältnis zu den rauchenden Männern von etwa 1:3 Anfang der 50er Jahre auf etwa 1:1,5 heute gestiegen, wobei auch die Rauchintensität zugenommen hat.

Für die Zukunft wird sogar eine weitere Zunahme vorhergesagt. So erwartet Sir Alan Lopez von der Weltgesundheitsorganisation WHO: »Die Epidemie unter den Frauen hat noch nirgends ihren Höhepunkt erreicht. In Ländern wie Dänemark und Großbritannien, wo die Frauen früher als anderswo sich das Rauchen angewöhnt haben, sagt uns die Sterbequote eindeutig, was im übrigen Westeuropa bevorsteht, falls die heutigen Rauchergewohnheiten andauern.«

Die Folgen sind verheerend. Zwischen den 60er und 80er Jahren ist die Rate der durch Lungenkrebs bedingten Todesfälle unter den rauchenden Frauen um das 4- bis 7fache gestiegen, während sie bei nichtrauchenden Frauen gleich geblieben ist.

Eine amerikanische Untersuchung zeigt 1988 an 12000 Krankenschwestern, daß Frauen, die eine halbe Packung Zigaretten pro Tag rauchen, 2mal so wahrscheinlich Herzinfarkte haben wie Nichtraucherinnen, während Frauen, die 2 Packungen am Tag rauchen, ein 6mal so hohes Risiko eingehen.

Neun von 10 Frauen mit Infarkt im mittleren Alter sind Raucherinnen.

Nach amerikanischen Untersuchungen erleiden rauchende Frauen bei einem Zigarettenbedarf von einer Packung täglich den Infarkt im Mittel 5,2 Jahre früher als Nichtraucherinnen.

Nikotinkonsum erhöht auch das Schlaganfallrisiko bei Frauen. Bei einem Zigarettenkonsum von 1 bis 14 Stück täglich stieg das Schlaganfallrisiko um das Doppelte; bei mehr als 25 Zigaretten täglich um das 3,7fache.

Sogar das Risiko einer Hirnblutung nahm in der letzten Gruppe um das 9,8fache zu, so das Ergebnis einer amerikanischen Untersuchung an über 100000 Frauen.

Frauen sind aber nicht nur durch alle mit dem Rauchen verbundenen Krankheiten gefährdet, die zuerst bei den Männern nachgewiesen worden sind, sondern sie sind außerdem noch besonders bedroht durch Erkrankungen, die mit dem weiblichen Fortpflanzungssystem und der Schwangerschaft zusammenhängen. Bei ihnen wird durch Tabakkonsum der Hormonhaushalt gestört. Der weibliche Organismus reagiert auf die gesundheitsschädigenden Inhaltsstoffe des Zigarettenrauchens deutlich empfindlicher als der männliche. Immer mehr junge Frauen, die rauchen und die Antibabypille nehmen, erleiden eine Degeneration der Blutgefäße. Die Gerinnbarkeit und Fließgeschwindigkeit des Blutes wird vermindert. Das bedeutet für die Raucherinnen: eine erhöhte Thrombosegefahr (Blutgerinnsel) und Gehirnschlag als Folge werden immer häufiger.

Mit Tabak zusammenhängende Krankheiten bei Frauen – Eine noch keineswegs vollständige Liste (European Bureau for Action on Smoking Prevention)

Krebs
Lungenkrebs: Von 1950 bis 1986 war Brustkrebs die häufigste Ursache für Krebstod bei Frauen. Im Jahre 1986 allerdings lag in den USA die Todesrate aufgrund von Lungenkrebs höher als die Brustkrebs-Todesrate. Heute sterben jährlich mehr Frauen an Lungenkrebs als an Brustkrebs.
Gebärmutterhalskrebs: Rauchen erhöht die Gefahr von Gebärmutterkrebs. Es schwächt das Abwehrsy-

stem und erleichtert somit die Vermehrung von Viren (Papova-Viren), die wiederum die Entwicklung dieser Krebsart fördern.
Kehlkopf-, Zungen-, Speiseröhren-, Blasen- und Nierenkrebs.
- Erkrankungen der Atemwege: Bronchitis, Emphysem.
- Herz-Kreislauf-Erkrankungen
Die Gefahr für Raucherinnen ist 2- bis 15mal so hoch wie bei Nichtrauchern; die Verbindung von oralen Verhütungsmitteln und Rauchen erhöht die Gefahr eines *Herzinfarkts*.
Bei Frauen, die die Pille nehmen und außerdem rauchen, besteht ein 10mal höheres Risiko, an einer Herz-Kreislauf-Erkrankung zu sterben (vor allem Frauen zwischen 35 und 44 Jahren) als bei Frauen, die weder die Pille nehmen noch rauchen.
- Magengeschwür
- Rauchen führt dazu, daß die *Menopause* (Wechseljahre) 2 Jahre früher einsetzt. Frauen, die rauchen, leiden häufiger als Nichtraucherinnern unter einer nach der Menopause auftretenden *Osteoporose* (sog. Knochenschwund, d.h. die Knochendichte wird geringer, wodurch eine erhöhte Gefahr besteht, daß Knochen brechen können).
- Es besteht eine Verbindung zwischen *Extrauterinschwangerschaft* und Rauchen. Verglichen mit Frauen, die nie geraucht haben, ist die Gefahr einer Extrauterinschwangerschaft für Frauen, die in der Zeit der Empfängnis geraucht haben, 40 % höher.
- Rauchen während der *Schwangerschaft* wirkt sich negativ auf den Fetus aus: Tabakbestandteile gehen durch die Plazenta und schädigen den Fetus direkt. Es führt zu Wachstumsverzögerung des Fetus und zu reduziertem Gewicht des Säuglings bei der Ge-

burt; es erhöht die Gefahr einer Totgeburt oder des Säuglingsterbens; es erhöht die Gefahr von Früh- und Fehlgeburten.

Der Berufsverband der Frauenärzte warnt

Die Ursache für das höhere gesundheitliche Risiko liegt im negativen Einfluß des Rauchens auf den Hormonhaushalt von Frauen, besonders auf die Östrogene. Diese Hormone wirken nicht nur auf die Geschlechtsorgane und den Zyklus der Frau, sondern beeinflussen auch ihren Stoffwechsel und ihr Immunsystem. Sie gelten deshalb als »hormoneller Schutzschild« der Frau. Durch das Rauchen wird dieser Schutzschild durchlöchert. Der Östrogenspiegel sinkt, die Anfälligkeit für eine Reihe von Krankheiten steigt.

- Seit Anfang der 70er Jahre ist ein Anstieg der Lungenkrebssterblichkeit um mehr als 150 % registriert. Auch andere Krebskrankheiten, die mit dem Rauchen in Verbindung stehen (z.B. Krebskrankheiten von Mundhöhle, Rachen, Kehlkopf, Speiseröhre, Nieren, Blase, Harnwegen und Bauchspeicheldrüse), haben bei Frauen teilweise erheblich zugenommen.
- Frauen, die rauchen, haben ein mehr als 4mal höheres Risiko, einen Herzinfarkt zu erleiden, als Frauen, die noch nie eine Zigarette geraucht haben. Besonders kraß ist der Unterschied bei Frauen, die bereits vor dem 15. Lebensjahr mit dem Rauchen begonnen haben. Ihr Risiko, an einer Herz-Kreislauf-Krankheit zu sterben, ist sogar um mehr als das 9fache erhöht.

- Raucherinnen sollten die Pille nach ihrem 35. Lebensjahr nicht mehr nehmen. Sonst liegt ihr Risiko, einen tödlichen Herzinfarkt zu erleiden, 11mal höher als bei Nichtraucherinnen.
- Zigaretten machen biologisch früher alt. Raucherinnen kommen im Durchschnitt 1 bis 2 Jahre früher in die Wechseljahre als nichtrauchende Frauen.
- Rauchen steigert das Risiko für Knochenschwund (Osteoporose): Bei Frauen, die täglich ein Päckchen Zigaretten rauchen, ist die Knochendichte bei Beginn der Wechseljahre um 10 % geringer. Das Risiko für einen Schenkelhalsbruch innerhalb der nächsten 10 Jahre steigt deshalb um etwa 44 %.
- Frauen, die regelmäßig rauchen, legen damit den Grundstein für eine Blasenschwäche (Inkontinenz). Die Häufigkeit dieser Störung steigt mit der Zahl der täglich gerauchten Zigaretten und der gerauchten Mengen im Laufe der Jahre.
- Nikotin beeinträchtigt die Versorgung der Haut mit Nährstoffen, trocknet die Haut aus und führt damit zu einem charakteristisch fahlen Teint und zur vorzeitigen Faltenbildung. Wer 9 Jahre täglich ein Päckchen Zigaretten raucht, verdoppelt das Risiko, übermäßig viele und tiefe Falten im Gesicht zu bekommen. Nach 25 Jahren und 2 Päckchen täglich, ist dieses Risiko 5mal so hoch, ganz gleich, ob die Haut durch zuviel Sonne belastet worden ist oder nicht.

Frauen mit Kinderwunsch sollten beachten, daß die Konzeptionsfähigkeit von Raucherinnen pro Zyklus etwa um ein Drittel niedriger liegt als die von Nichtraucherinnen (Abb. 13). Dr. Maria Zenzes vom Toronto-Hospital erläutert dazu: »Wir haben festgestellt, daß die Eizellen von Raucherinnen öfter in einem unreifen Stadium verbleiben als die Eizellen von Nichtraucherinnen. Bei den

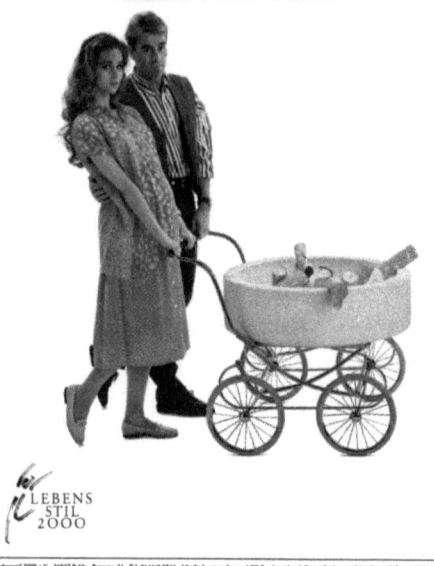

Abb. 13. Anti-Werbung der Aktion »Lebensstil 2000«.

starken Raucherinnen enthielten 21 % der Eizellen den doppelten Chromosomensatz, waren also in einem unreifen Stadium verblieben. Von Nichtraucherinnen hatten nur 5 % diese doppelte Chromosomenausstattung.«

Erschreckend ist auch der Hinweis, daß Frauen, die während der Schwangerschaft mehr als eine Schachtel Zigaretten täglich rauchen, das Risiko um mindestens das 7fache erhöhen, daß ihr Kind später an plötzlichem Kindstod stirbt.

Mehrere neuere Untersuchungen belegen eindrucksvoll, daß mütterliches Rauchen während der Schwangerschaft in einem deutlichen Zusammenhang mit dem plötzlichen Kindstod steht. Ebenso gibt es Hin-

Tabelle 8. Wirkungen des Tabakrauches vor, während und nach der Schwangerschaft, in der Kindheit sowie die Spätfolgen (nach Burkhard Junge/Aktion Sorgenkind).

Empfängnis:	verminderte Fruchtbarkeit (rauchende Frauen mit Kinderwunsch) Schädigung des Erbgutes Extrauterinschwangerschaft Placenta praevia
Geburt:	Fehlgeburt Frühgeburt Totgeburt vermindertes Geburtsgewicht erhöhte Mißbildungsrate
Säuglings- und Kleinkindalter:	erhöhte Säuglingssterblichkeit Plötzlicher Kindstod Darmkoliken Mittelohrentzündungen Atemwegskrankheiten
Kindheit:	Beinträchtigung der Lungenfunktion verminderte Lernfähigkeit Krebs im Kindesalter spätere Anfälligkeit für Atemwegskrankheiten Lungenkrebs
Erwachsenenalter:	verminderte Fruchtbarkeit (Töchter rauchender Mütter)

weise, daß Kinder von rauchenden Müttern in der Schule lernbeeinträchtigt sein können, eher zu allergischen Reaktionen neigen und ein erhöhtes Risiko für eine spätere koronare Herzkrankheit aufweisen (Tabelle 8).

Ein Appell an die Eitelkeit

Überzeugen alle diese Hinweise noch nicht, sollte noch einmal an das Schönheitsargument erinnert werden. Rauchen schadet der Schönheit.

Nichtraucherinnen leben nicht nur gesünder – sie sehen auch tatsächlich so aus.

Das Rauchen führt nämlich dazu, daß die Haut chronisch minderdurchblutet wird. Es kommt zu Veränderungen im Bindegewebe. Die Elastizität der Haut läßt nach, es bilden sich Falten und »Krähenfüße« um die Augen. Jedoch nicht nur die Haut altert schneller. Die chronische Minderdurchblutung der Organe führt auch hier zu einem rascheren Alterungsprozeß und damit zur Abnahme der allgemeinen körperlichen Vitalität. Und »Raucherinnen verlieren ihre Zähne früher« – wie eine schwedische Studie mit 1500 Raucherinnen und Nichtraucherinnen herausgefunden hat. Verloren während der Studie die Nichtraucherinnen 2,1 Zähne, büßten die Raucherinnen 3,5 ein.

Der »negative Druck«, der beim Ansaugen während des Rauchens erzeugt wird, zieht die Wangenschleimhaut ein, so daß an der Außenwand eine Eindellung entsteht, die das Gesicht verändern kann. Es wird mager, das typische Rauchergesicht entsteht. Kein schöner Anblick!

Viele Gründe für eine Entscheidung: Schluß mit dem Rauchen!

4 Die Entscheidung

Bestimmte Fragen werden von Rauchern mit Abgewöhnungswunsch immer wieder gestellt. Etwa: »Ich rauche schon lange. Ist es heute nicht zu spät?« Die gute Nachricht heißt: Die Umstellung vom Rauchen zum Nichtrauchen führt sofort zu positiven gesundheitlichen Wirkungen, es lohnt sich wirklich immer (siehe Abschnitt: Die Belohnung für Sie und Ihre Mitmenschen).

Ein anderer Vorbehalt verweist auf die immer wieder zitierten Ausnahmefälle, die lange geraucht und trotzdem lange gelebt haben, während Nichtraucher früh gestorben sind. Richtig, doch Ausnahmen bestätigen nur die Regel, daß Raucher – wie das Kapitel 3 gezeigt hat – dramatisch höheren Gesundheitsrisiken ausgesetzt sind. Kein Zweifel: Droht die 95-%-Gefahr, entscheide ich mich nicht für die 5-%-Ausnahme.

Was spricht dagegen, Nichtraucher zu werden?

Ernstzunehmen sind jedoch alle Fragen, die vom Umstieg abhalten, zumal sicher richtig ist: Entzugserscheinungen und Gewichtsprobleme treten auf. Zu antworten ist auch auf die Nachfrage, ob Leichtzigaretten die Rauchergefahren nicht erheblich reduziert haben?

Wie bedrohlich sind Entzugserscheinungen?

Beim plötzlichen Rauchstop sind die beim Raucher vermehrten Nikotinrezeptoren plötzlich unbesetzt, und das äußert sich in den bekannten Abstinenzerscheinungen Unrast, Reizbarkeit, Verstimmung, zwanghaftes Rauchverlangen, Hunger, Verstopfung und Gewichtszunahme, Kopfschmerzen, Schwindel, Kreislaufbeschwerden, Konzentrationsschwächen, Aggressivität, Nervosität, schlechte Laune, Müdigkeit und Erschöpfung. Zu diesen Erscheinungen kommt die scheinbare Unfähigkeit hinzu, bestimmte Situationen (Streß) ohne die gewohnte Hilfe des nikotinhaltigen Rauchs durchzustehen.

Besonders quälend ist meist das sogenannte Craving, das starke Verlangen nach dem Rauchen, das nach etwa einem Tag den Höhepunkt erreicht.

Das alles sind Erscheinungen des Nikotinentzugs, weil dem Körper die Substanz Nikotin an deren Wirkungsweise er gewöhnt ist, entzogen wurde. Der Nikotinentzug dauert zwar nur 24 bis 48 Stunden, doch jeder ehemalige Raucher weiß, daß das Verlangen nach 2 Tagen noch lange nicht vorbei ist, immer wieder, aber mit der Zeit auch immer seltener auftritt. Innerhalb von 2 bis 4 Wochen klingen die Symptome immer mehr ab. Die Zeitdauer der Entzugserscheinungen ist auch vom Grad der Nikotingewöhnung abhängig. Der Höhepunkt der Entzugserscheinungen wird spätestens nach 3 bis 4 Tagen erreicht. Bei 90 % der Radikalentwöhner ist die physiologische Umstellung auf ein Leben ohne Gift 2 Wochen nach dem Rauchstop beendet. Das körperliche Verlangen nach einer Zigarette tritt dann kaum noch oder selten auf.

Die Entzugserscheinungen können übrigens durch Nikotinpflaster oder Nikotinkaugummi abgeschwächt werden, wie im Kapitel 6 beschrieben wird.

Führt Nichtrauchen zu höherem Gewicht?

Für die meisten gilt die Antwort: Vorübergehend ja. Rauchen führt zu einem »künstlichen« Untergewicht. Im Durchschnitt wiegen die Raucher 3,5 Kilogramm weniger als Nichtraucher. So kommt es auch nach einem Bericht der Forschungsstelle Rauchen und Nikotinabhängigkeit an der Fachhochschule in Düsseldorf nach dem Zigarettenausstieg zu einer Gewichtszunahme bei der Mehrzahl der Exraucher (60 %). Allerdings: nicht ganz die Hälfte (40 %) konnte ihr bisheriges Gewicht halten oder nahm sogar ab, blieb also von unerwünschten Gewichtszunahmen verschont.

Von 1100 Exrauchern ausgefüllte Fragebögen ergaben: Schon am ersten Tag verspürten rund 35 % Hungergefühle. Die Zunahmen stiegen dabei auf rund 2,8 kg innerhalb von 4 bis 8 Wochen: Im Lauf des ersten Jahres nahmen viele Exraucher insgesamt zwischen 3 und 4 kg Gewicht zu. Danach stabilisierte sich das Körpergewicht wieder auf relativ normale Werte. Die meisten ehemaligen Raucher nahmen dann ungefähr die Hälfte des zunächst zugenommenen Gewichtes wieder ab.

Als Ursache der Gewichtszunahme gilt in erster Linie ein oraler Suchtwechsel und eine Umstellung des Stoffwechsels. Eine Stockholmer Untersuchung bestätigte das durch ein Experiment, bei dem 8 Raucher zweimal für 24 Stunden in ein Stoffwechsellabor eingesperrt wurden. Einmal durften sie ihrer lieben Gewohnheit frönen und während des Tages 24 Zigaretten rauchen, ein andermal übten sie Askese. Zu beiden Zeitpunkten bekamen sie das gleiche Essen und mußten sich am Laufband gleichermaßen körperlich betätigen. Trotzdem haben die Versuchspersonen während der Rauchphase mehr Energien verschwendet als während der Abstinenzperiode. Dieses Phänomen findet seine Erklärung, wenn man die

Katecholamin-Ausscheidung im 24-Stunden-Urin bestimmt: Rauchen führt auch während der Nachtstunden zu einer erhöhten Ausscheidung von Noradrenalin im Urin. Dadurch wird der Stoffwechsel angeregt, und es kommt zu einem Luxusverbrauch von Kalorien. Durch den Verzicht auf Zigaretten wird der Raucher ungewollt zum »müden Krieger« und nimmt an Gewicht zu.

Vernünftige Ernährung kann dieser Folge natürlich auch entgegenwirken. So empfiehlt Frau Professor Dr. Waltraut Kruse aus Aachen allen frischgebackenen Exrauchern, die nach dem Rauchstop unter übergroßem Appetit leiden:

> »Paprika statt Apfel«. Säuerlich-herbes Gemüse hilft doppelt gegen die gefürchtete Gewichtszunahme: Erstens hat Gemüse weniger Kalorien als Obst oder gar Süßigkeiten. Zweitens fördert es nicht zusätzlich den Appetit, wie es alle süßen Sachen einschließlich Obst tun.

Die Ansicht: »Lieber ein schlanker Raucher, als ein dicker Nichtraucher« ist jedenfalls aus medizinischer Sicht falsch. Rauchen wird als Risikofaktor Nr. 1 eingestuft. Im übrigen ist bei den meisten Exrauchern die Gewichtszunahme nur vorübergehend, und deshalb stimmt die Alternative so gar nicht.

Bieten Filter und Leichtzigaretten nicht einen gesunden Ausweg?

Nach der Zigarettenwerbung bildet Leichtrauchen den Ausweg aus der Risikosackgasse. Das lassen jedenfalls die Werbeslogans vermuten: »Machen Sie sich selbst ein Geschenk. Steigen Sie um.« Rauchen Sie »Bewußt leicht« Profitieren Sie von den »Konsequent niedrigen Werten.« Damit erfüllt sich die Hoffnung: »Wir sind so frei«.

Tatsache ist, daß vor 40 Jahren die Nikotinmenge in Zigaretten durchschnittlich 3mal so hoch wie heute war. Doch lassen Sie sich nicht täuschen. Auch die leichteste Zigarette bringt noch schwere Gesundheitsgefahren. Und lesen Sie die Schadstoffangaben genau. Einem niedrigen Nikotingehalt steht manchmal ein sehr hoher Kondensatgehalt gegenüber. Zum Beispiel wird unter einem übergroßen, dicken, roten Kußmund geworben: »Wohl kaum der Platz für eine langweilige Zigarette«. Dazu der Hinweis: 1,1 mg Nikotin und 13 mg Kondensat (Teer). Nein, langweilig wird es einem bei einem solchen Teergehalt sicher nicht.

Die mit der Werbung verbundene Vorstellung einer ungefährlichen Zigarette ist auf alle Fälle falsch. Der rauchende Mensch steuert seine individuelle Nikotinaufnahme nämlich weitgehend abhängig vom Nikotingehalt der Zigarette im Rauch. Ist der Nikotingehalt gering, wird kompensatorisch intensiver geraucht, öfter und tiefer inhaliert, und insgesamt werden mehr Zigaretten gequalmt. Fachleute benutzen hier den Begriff der Selbstregulation der Nikotinaufnahme. Dafür spricht auch die Steigerung des täglichen Zigarettenkonsums je Raucher von 14 Stück in den 60er Jahren auf heute 22 (Männer 40–64 Jahre) und von 10 auf 16 Stück bei gleichaltrigen Frauen. Viele kompensieren einen niedrigeren Nikotingehalt also dadurch, daß sie mehr rauchen und tiefer inhalieren. Mit der Zahl der mehr gerauchten Zigaretten aber steigt auch die aufgenommene Menge an Teerstoffen, Kohlenmonoxid und anderen Giften und damit das Erkrankungsrisiko. Wie überzeugend diese Rechnung ist, zeigt auch die Beobachtung, daß die Raucher die Anzahl ihrer Zigaretten verringern, wenn versuchsweise der Nikotingehalt der Zigaretten erhöht wird. Würde man nun den Nikotingehalt zu sehr absenken, würde die Zigarette ihre »befriedigende« Wirkung verlieren. Und die Zigarettenindustrie weitere Raucher.

Der Vorsitzende eines amerikanischen Kongreßausschusses, Dr. David A. Kessler, hat der Zigarettenindustrie sogar vorgeworfen, sie fördere durch verschiedene Manipulationen die Nikotinsucht. So sei die Saat genetisch verändert und eine Pflanze gezüchtet worden, deren Nikotingehalt mit 6,2 % notiert wurde, während 2,5 bis 3 % normal sind. Ferner seien Ammoniumzusätze verwendet worden, die die Wirkung des Nikotins erhöhen. »Nach unserem Verständnis« meinte Dr. Kessler, »weisen auf diese Art behandelte Zigaretten den doppelten Nikotingehalt auf.«

Zur Filterfrage ist schließlich festzustellen:

> Es gibt keinen Filter, der alle Schadstoffe aus dem Zigarettenrauch herausfiltern kann. Die durch die Verbrennung entstehenden Schadstoffe bleiben zum größten Teil weiter im Rauch.

Für Gase, wie z.B. Kohlenmonoxid, ist der Filter sowieso nicht wirksam. Die bei der Tabakverbrennung frei werdenden Schadstoffe, insbesondere Kohlenmonoxid und Teer, sind jedoch auch bei den Filterzigaretten vorhanden, die bei uns über 90 % des Zigarettenmarktes ausmachen.

Neuerdings sind Filter sogar in Verdacht geraten, Lungenkrebs zu verursachen. US-Wissenschaftler John Pauly vom Roswell Park Krebszentrum in New York hat Reste von inhaliertem Zelluloseacetat, dem Hauptbestandteil von Zigarettenfiltern, in den Lungen von Zigarettenrauchern gefunden. Ergebnis seiner Studien: Eine Zigarette verliert beim Rauchen bis zu 32 winziger Fädchen von Zigarettenfiltern. Winzige Fasern der beim Inhalieren eingeatmeten Zellulosefasern des Filters, an denen gefährlicher Teer und Nikotin klebt, werden nach seinen Beobachtungen vom Körper nicht aufgelöst oder absorbiert. Die Partikel wandern von dem Filterfaden in die Lunge, bleiben dort unter Umständen lebenslang und können auf diese Weise Krebs auslösen. Damit wäre auch der Anstieg des sogenannten Adenokarzinoms der Lunge seit Einführung der Filterzigaretten erklärt. So meinte Professor Neal Benowitz von der University of California: »Wenn sich die Fasern in der Peripherie der Lunge ansiedeln, könnte das den Anstieg der Adenokarzinome erklären.«

Also: Statt Entwarnung zu geben, muß auf eine zusätzliche Gefahr hingewiesen werden.

Die Tricks der Werbung

Lassen Sie sich nicht weiter durch Werbung verdummen! Erkennen Sie, mit welchen Strategien und Tricks die Zigarettenindustrie versucht, Sie als Kunden/Kundin zu halten oder zurückzugewinnen. Deshalb: Durchschauen Sie die Verführer! Es wird helfen, mit dem Rauchen Schluß zu machen, und Sie vor dem Rückfall schützen.

Weil in Deutschland nach einem *Spiegel*-Bericht täglich ctwa 1500 Raucher das Qualmen aufgeben oder sterben, müssen die Hersteller ständig jungen Nachwuchs rekrutieren, müssen Raucher bei der Stange halten oder Exraucher wieder zu Rauchern machen.

Die Tabakindustrie läßt sich das viel kosten. Von den rund 33,3 Milliarden Mark, die sie 1993 in Deutschland umsetzte, gab sie etwa 220 Millionen Mark für Anzeigen und Plakate aus, Sponsoring für Kultur und

Sportveranstaltungen nicht gerechnet. Weltweit setzte die Tabakindustrie sogar 2 Milliarden Dollar jährlich für die Werbung ein.

Der finnische Anwalt Professor Aurejarvi kritisiert: »Die Leute werden mit Werbung bombardiert. Und vergessen Sie nicht, die Tabakindustrie behauptet, daß Rauchen völlig harmlos ist. Sie hat niemals auch nur angedeutet, daß es Krebs verursachen könnte. Club-Werbung hat behauptet: › Genießen Sie perfekten Geschmack in perfekter Gesundheit‹.«

Gesundheitsgefahren werden ignoriert oder bagatellisiert. Zigaretten werden zu Symbolen von Freiheit, Selbständigkeit, Abenteuer, Kontaktfreudigkeit, Lebensfreude und Freiheitsliebe. Von Plakatsäulen und aus Anzeigen lachen uns glückliche, von Gesundheit strotzende Raucher entgegen, die bekennen: »Ich rauche gern.« Rauchen, das soll sein: »Genuß für Aktive.« Die genießen: »Prall voller Geschmack.« Denn Zigaretten sind »überzeugend gut«. Deshalb: »Come together.« – »Test it!« Und leidet man unter Streß: »Warum denn gleich in die Luft gehen, greife lieber zur HB.« – »Freier Rauch für freie Bürger«.

Ohne Rücksicht auf die gefährliche Wahrheit hat sich die Tabakindustrie manchen Werbebetrug geleistet, hat sogar vom »Genuß ohne Reue« gesprochen. Jahrelang. Also raucht nur, Leute; Euch kann nichts passieren; Rauchen ist absolut unschädlich. Laßt Euch den Genuß nicht verderben!

Immer wieder wurde der Eindruck zu vermitteln versucht, daß Rauchen gesund sei. So wurde behauptet: »Camel ist so mild, daß anerkannte Halsspezialisten in einem vor kurzem durchgeführten Test berichteten: › Kein einziger Fall von Halsreizung, die auf das Rauchen von Camel zurückzuführen ist‹.«

Die Politik der Zigarettenindustrie, deutlich gemacht in Strategiepapieren, war und ist, das Thema Gesundheitsgefahren möglichst überhaupt nicht anzusprechen. Wenn man dieser Diskussion aber nicht ausweichen kann, soll man die Gefährlichkeit bestreiten und als kontroverse Behauptungen hinstellen. Man stellt sich auf den Standpunkt: Wir verkaufen ein legales Produkt. Wir sind keine Ärzte. Und falls die Regierung glaubt, was ihnen ihre medizinischen Experten sagen, ist es an ihr, zu reagieren und nicht von der Industrie zu erwarten, daß sie Selbstmord beginnt. Im übrigen sei der präzise Mechanismus der Krebsverursachung gar nicht nachgewiesen. Dabei wird viel Druck auf Parteien und Abgeordnete ausgeübt, um das Geschäft zu erhalten. Und die Werbung wird auf Hochtouren geschaltet, so daß einer Gesundheitswarnung die tausendfache Werbeaussage gegenüber steht, die mit viel schöneren Bildern und verführerischeren Worten die Gefahren verdrängt. Schließlich bleibt das Ziel der Zigarettenindustrie, so viel Zigaretten wie möglich zu verkaufen. Mit dem Image: Zigaretten sind doch ein harmloses Produkt. Deutlicher wurde wohl nie vor Augen geführt, wie skrupellos Werbung jede gesundheitliche Vorsicht mißachten kann.

Sprecher der Zigarettenindustrie wiederholen unbeirrt: »Trotz einer nicht enden wollenden Forschungsfolge über mögliche Gesundheitsgefahren durch das Rauchen, gibt es keinen Beweis über die Ursachen-Wirkung-Beziehung zwischen Zigarettenrauchen und verschiedenen angeblichen Raucherkrankheiten.« So 1981 Dr. Lionel Blackman, der damalige Direktor für Forschung und Entwicklung beim Zigarettenkonzern BAT. Und der R. J. Reynolds-Vorsitzende J. Paul Sticht erklärte: »Trotz des Faktes, daß Millionen von Dollars für Forschung ausgegeben wurde, ist kein Element im Zigarettenrauch als

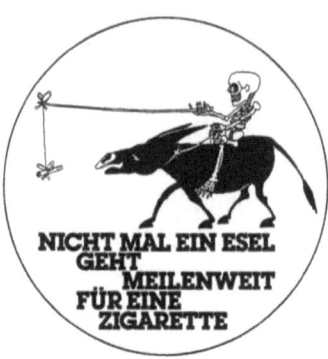

Abb. 14. Beispiel für Antiraucherwerbung.

Ursache irgendeiner menschlichen Krankheit gefunden worden.«

Offensichtlich reichen zehntausende von Forschungsergebnissen und Millionen von Toten immer noch nicht aus, um die Gefahren anzuerkennen. Wenn es um das große Geschäft und den großen Gewinn geht, spielen sachliche Argumente offensichtlich keine Rolle mehr. Und Raucher vertrauen nur zu gerne auf solche Behauptungen, fühlen sich dadurch erleichtert, entlastet, greifen beruhigt zur nächsten Zigarette.

So gelingt es der Werbung immer wieder, die Gefahren zu verdrängen, Zigaretten mit den Begriffen Jugend und Schönheit, Lebenslust und Freude, Abenteuer und Genuß in Zusammenhang zu bringen. Werbung vernebelt die Fakten. Umsatz um jeden Preis, hieß und heißt noch immer die Devise.

Für einen Wettbewerb der Bundeszentrale für Politische Bildung haben Schüler in Weilheim einmal die Camel-Werbung analysiert »Ich geh' meilenweit für CAMEL FILTER« und die Verführung der lockenden Bilder deutlich gemacht. Das Ergebnis ist überzeugend und durchschaut die Strategien: »Er sitzt in der Sonne, im Freien (nicht in stickiger Luft, nicht im Wirtshaus), er hat frei (auf Nikotin-Plakaten wird nie gearbeitet), er hat

Geld (er denkt nicht an die Kosten), er ist frisch angezogen (trägt keine rauchige Kleidung), er lacht (riecht nicht aus dem Mund), er ist braungebrannt (nicht bleich oder gelb), er ist ruhig (nicht hektisch und nervös), er ist jung (nicht vorzeitig gealtert), er ist sportlich (nicht kurzatmig und von schwacher Kondition), er ist gesund (keine Krankheit in Sicht), er raucht nur nebenbei (ist nicht süchtig), ist unverheiratet (nicht abhängig), wird akzeptiert (hat keine Konflikte mit Nichtrauchern), wird bewundert (braucht keine Komplexe zu haben), er ist glücklich.« Fazit: »Alle ›Botschaften‹ – die Worte, die Bilder, die Farben – sollen zusammenwirken, um uns das Rauchen als etwas Gesundes und Schönes und Beglückendes einzureden, eine absolut gesundheitsschädliche Sucht als ein absolutes Glück.«

Eine der bemerkenswertesten Werbe-Kampagnen, die nur Abenteuer, Genuß und Freude verspricht, machte Marlboro zur erfolgreichsten Zigarettenmarke. Zuächst wurde Marlboro allerdings ohne Cowboy-Image als eine Lady's Zigarette ohne besonderen Erfolg angepriesen. Doch als 1954 ein Werbefachmann auf die Idee kam, diese Zigarette in das Cowboyland zu verlegen, wurde das zum größten Erfolg in der Geschichte der Zigarettenwerbung. Der Cowboy – ein amerikanischer Held, kräftig, wild, gesund, nicht krank, voller Abenteuerlust, Sinnbild wilden Draufgängertums, rücksichtslos, ohne Angst, voller Mut – natürlich mit einer Zigarette im Mund, trampelte, wie es in einer kritischen Bewertung heißt, alle Gesundheitswarnungen in den Staub. Und brachte durch den Verkauf von abermilliarden Zigaretten der Firma Philip Morris einen Milliardengewinn.

Was die Werbung natürlich verschweigt, sind die Folgen starken Rauchens. Das führte 1976 der englische Fernsehfilm von Peter Taylor vor Augen: »Tod im Westen – die Marlboro Story«. Vorgestellt wurde das Schicksal von 6 echten amerikanischen, richtigen Prototypen des Marlboro Mannes. Sie alle hatten lange geraucht. Und viel. Aber alle 6 waren schwer an Krebs oder Lungenemphysemen erkrankt. Einer von ihnen, Bob Julian, sagte: »Ich begann mit dem Rauchen, als ich ein Kind war, folgend diesen Bronco-busters, den Zureitern. Ich dachte, um ein Mann zu sein, mußt du eine Zigarette in deinem Mund haben. Ich brauchte Jahre dazu, bis ich entdeckte, daß alles, was ich davon hatte, Lungenkrebs war. Jetzt bin ich dran, als junger Mann zu sterben.« Und so war es denn auch. Wenige Monate später war er tot. Mit 51! Und von all den im Film vorgestellten Cowboys lebte kurze Zeit nach der Ausstrahlung der Dokumentation nur noch ein einziger, und zwar nur noch mit Hilfe von Sauerstoffapparaten, die er am Sattel seines Pferdes befestigt hatte.

Der bald unterdrückte Film erregte seinerzeit großes Aufsehen. Auch die zynisch klingenden Interviewaussagen einiger Direktoren von Philip Morris. James Bowling, einer der Vizepräsidenten dieses Konzerns, antwortete auf die Frage nach den Gefahren von Zigaretten: »Ich weiß nicht, ob sie schädlich oder unschädlich sind. Ich meine, jemand sollte das herausfinden.« Ja, erst kommt das Geschäft, und dann kommt die Moral. Hauptsache, die Kasse stimmt. Hauptsache, es wird Gewinn gemacht. Gefahren werden bewußt bagatellisiert, ignoriert.

Im Bericht einer amerikanischen Handelskommission über Zigarettenwerbung heißt eine Empfehlung für Werbefachleute, wenn ihre Zielgruppe junge Raucher sind: »Erwähnen Sie nicht das Thema Gesundheit oder Aspekte, die sich auf die Gesundheit beziehen. Präsentieren Sie die Zigarette als eine der wenigen Einstiegsmöglichkeiten in die Welt der Erwachsenen und als Bestandteil der Genußmittel und Vergnügungen. Und wenn Männer weniger rauchen, müssen Frauen dafür um so mehr gewonnen werden.« Folge: »Raucherwerbung erschlägt die allerbesten Ratschläge.« (Deutsches Ärzteblatt)

Nun wird inzwischen solcher Argumentation oft entgegengehalten, daß ja heute auf allen Zigarettenpackungen und auf allen Werbeanzeigen Warnhinweise auf die Gefahren aufmerksam machen. 30 Jahre sind diese Warnhinweise inzwischen alt. In Amerika war der 1964 erschienene Bericht über Rauchen und Gesundheit für die Federal Trade Commission der Anlaß, sofort Warnhinweise auf allen Packungen und Anzeigen zu fordern: »Zigarettenrauchen ist gefährlich für die Gesundheit und kann zum Tode durch Krebs und andere Krankheiten führen.« Doch die Zigarettenindustrie schaffte es mit politischem Einfluß und Druck, die Warnung sehr zu mildern, so daß das 1965 verabschiedete und am 1.1.1966 in Kraft getretene Gesetz lediglich auf den Packungen die Aufschrift vorschrieb: »Vorsicht: Zigarettenrauchen kann gefährlich für Ihre Gesundheit sein.« Was die New York Times als ein erschreckendes Stück einer Gesetzgebung mit Rücksicht auf Spezialinteressen kritisierte, als »ein Gesetz, daß die ökonomischen Interessen der Tabakindustrie« schützt. Aber 1970 wurde der Hinweis doch verschärft. Aus dem »Vorsicht« wurde die »Warnung« des obersten Arztes, des Surgeon-General, der bestimmte, »daß Zigarettenrauchen gefährlich für Ihre Gesundheit ist.« Ein Jahr später folgte England mit der »Warnung durch die Regierung Ihrer Majestät: Rauchen kann Ihre Gesundheit zerstören.« Bei uns war es dann zunächst der Gesundheitsminister, der warnte, während es inzwischen heißt: »Die EG-Gesundheitsminister: Rauchen gefährdet die Gesundheit.« Vorgeschrieben sind wechselnde Hinweise auf die Gesundheitsgefahren.

Warnliste der EG
Diese Warnungen müssen gegeben werden:
1. Rauchen verursacht Krebs.
2. Rauchen verursacht Herzkrankheiten.

Diese Warnungen können gegeben werden:
1. Rauchen verursacht verhängnisvolle Krankheiten.
2. Rauchen tötet.
3. Schwangere Frauen: Rauchen schädigt Ihr Baby.
5. Rauchen schädigt die Gesundheit Ihrer Umgebung.
6. Wer mit dem Rauchen aufhört, reduziert das Risiko ernster Erkrankungen.
7. Rauchen verursacht Lungenkrebs, chronische Bronchitis und andere Erkrankungen des Brustkastens.
8. Raucher sterben vorzeitig.
9. Rauche nicht, wenn Du gesund bleiben möchtest.

Leider haben sich die Warnungen als nicht sehr wirksam erwiesen. Sie sind, da nicht sehr groß und leicht zu übersehen, nicht viel mehr als ein Feigenblatt. Der Staat kann darauf zwar verweisen, daß er auf Warnungen bestanden hat. Andererseits kassiert er mit vollen Händen Tabaksteuer und unterstützt sogar den europäischen Tabakanbau mit starker Finanzhilfe.

Inzwischen haben einzelne Zigarettenfirmen die Warnhinweise sogar zynisch umgemünzt. In Großbritannien hat 1994 die Enlightened Tobacco Company mit einem Totenschädel und gekreuzten vier Knochen als Blickfang die Zigarettenmarken »Death« (Tod) und »Death lights« auf den Markt gebracht. Zum Warnhinweis »Tobacco seriously damages your health« (»Tabak zerstört wirklich Ihre Gesundheit!«) wird in der Reklame unumwunden gefragt: »Wieso lassen Sie sich wie ein Idiot behandeln? Sie wissen doch so gut wie wir, daß Rauchen gesundheitsschädlich ist!«

So lauten die Werbesprüche denn auch ungeschminkt: »Stirb mit uns« oder »Wähle den Tod«. Automaten werden als Todesfallen bezeichnet. Eine zynische Werbekampagne, die auf junge Leute zielt und insbesondere 15- bis 35jährige anspricht, die mit ihrer Wahl demonstrieren wollen, daß sie im vollen Wissen um die tödlichen Tatsachen rauchen.

Ein anderer neuer Trend zeigt sich in den Anzeigen: »Rauchen verboten – Leichtrauchen erlaubt.« (R 1) (Abb. 15a,b) Und: »Tun Sie etwas für die Nichtraucher. Probieren Sie das Cigarillo, das bei Rauchern und Nichtrauchern beliebt ist.« (MOODS – »Es bietet einen neuen, aromatischen Rauchgenuß«).

Hier wird bewußt der Eindruck erweckt, daß Leichtrauchen keine Gesundheitsgefahren mit sich bringt, erlaubt ist und auch Nichtraucher solche Angebote unterstützen. Dabei ist längst nachgewiesen (siehe Kapitel 3), daß Leichtrauchen meist zu stärkerem Konsum und tieferem Inhalieren führt und damit die Vorteile wieder aufhebt.

Sollte jemand glauben, daß der Rauchertod ein leichter Tod ist, ist er allerdings einem schmerzhaften, tödlichen Irrtum erlegen.

Wie die Wahrheit aussieht, hat einer der Erben der Firma R. J. Reynolds erlebt. Er berichtete: »Ich erinnere mich an meinen Vater nur als einen Mann, der auf dem Rücken lag und an einem Emphysem starb, das von Zigaretten verursacht worden war, die unsere Familie verkaufte. Mein Großvater, R. J. Reynolds, kaute seine eigenen Tabakprodukte, und er starb an Krebs der Bauchspeicheldrüse. Mein Vater starb an einem Emphysem, das durch Rauchen der Familienmarken verursacht

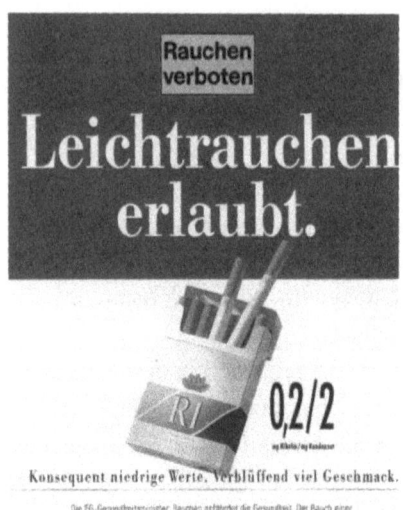

Abb. 15a,b. Beispiel für irreführende Werbung.

wurde. Zwei seiner Schwestern rauchten und starben an Emphysemen und Krebs. Deshalb entschloß ich mich 1979, alle meine Anteile an der R. J. Reynolds-Gesellschaft zu verkaufen. Ich wollte kein Geld mit Produkten verdienen, die Millionen von Menschen umgebracht haben.«

Umgedacht haben auch bekannte Werbefiguren wie Janet Sackman, Ex-Covergirl von Lucky Strike und ehemalige Miss Chesterfield. Nach 33 Jahren Rauchen litt sie unter ständiger Heiserkeit, bis man Kehlkopfkrebs feststellte. Sieben Jahre später mußte ihr wegen eines bösartigen Tumors die rechte Lunge entfernt werden. Ein Opfer, das daraufhin zur Anklägerin wurde.

Ähnlich erging es Wayne McLaren, dem Marlboro-Mann, der über 30 Jahre 2 Schachteln am Tag geraucht hatte. Sein Rauchabenteuer endete mit Lungenkrebs. Kurz vor seinem Tod ließ er sich noch bei einem Interview filmen, als »sterbender Beweis, daß Rauchen tötet.«

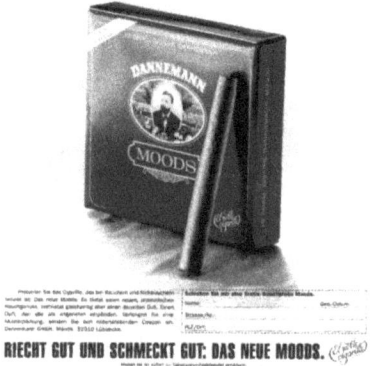

Abb. 15b.

Die Deutsche Liga zur Bekämpfung des hohen Blutdrucks hat Klartext geredet: »Die Werbung möchte es gern suggerieren: Raucher sind smarte, elegante Menschen, die der Duft der großen weiten Welt umweht. Doch in Wirklichkeit handelt es sich bei ihnen um arme Süchtige, und der ›Duft‹ ist schlichter Gestank.« Ja, wer meilenweit für Zigaretten geht, um sie dann tatsächlich auch zu rauchen, der wird später vielleicht überhaupt nicht mehr gehen können.

Lassen Sie es nicht so weit kommen. Werden Sie kein Opfer ihrer Nikotinsucht. Befreien Sie sich von dieser Sucht. Wenn auch Sie die Werbestrategien der Zigarettenindustrie durchschaut haben, werden Sie den Verführungen sicher eher standhalten. Sie werden erkennen, daß hinter den Werbesprüchen nicht Ihr Wohl steht, sondern daß es dabei nur um Ihr Geld geht.

Nichtrauchen spart Geld

»Rauchen kommt uns teurer, als wir denken!« stellt das offizielle Motto des Welt-Nichtraucher-Tages 1995 fest. Richtig. Nichtrauchen bringt doppelten Gewinn. Erstens und vor allem profitiert natürlich Ihre Gesundheit davon, darüber hinaus aber auch Ihr Geldbeutel, Ihr Konto, was leicht vor- und nachzurechnen ist.

Machen Sie die Probe aufs Exempel! Rechnen Sie einmal nach, wieviel Geld Sie im wahrsten Sinne des Wortes verraucht haben, wieviel Tausender sich in Qualm aufgelöst haben – und das auch noch zum Schaden Ihrer Gesundheit.

Tagesrechnung:
Ich rauche täglich im Durchschnitt ____ Zigaretten.

Jahresrechnung:
Das sind (Tagesmenge) ____ × 365 Tage
= ____ Zigaretten pro Jahr
Multiplizieren Sie die letzte Zahl mit der Anzahl Ihrer Raucherjahre, also
Zigarettenkonsum pro Jahr ____ × Raucherjahre __
= bisher gerauchte Zigaretten ____
Bei einem Preis von etwa 25 Pfennigen pro Zigarette ergibt sich daraus folgende

Kostenbilanz
bisher gerauchte Zigaretten ____ × Durchschnittspreis 0,25 DM = Gesamtkosten _____ DM

Mancher wird doch staunen, welche enormen Summen da teilweise zusammenkommen.

Waren diese Kosten das sogenannte Rauchvergnügen wirklich wert? Vor allem, wenn man an die gesundheitlichen Folgen denkt? Und ist das Rauchen es wirklich wert, dafür weiterhin Tag für Tag, Woche für Woche, Monat für Monat, Jahre für Jahre Geld auszugeben, das man nutzbringender einsetzen könnte? Doch wenn Sie weiter rauchen, bezahlen Sie jetzt nicht nur mit harten DM, sondern in einigen Jahren auch noch mit Gesundheit und Lebenszeit.

Lassen Sie sich durch die nachfolgende Übersicht überzeugen:

Kostenrechnung auf der Preisbasis 1995: 0,25 DM pro Zigarette ohne Zins und Zinseszins und erwartete Preissteigerungen

Zigaretten-konsum pro Tag	Kosten Täglich	Monatlich	Jährlich	10 Jahre	20 Jahre
10	2,50	76,—	912,50	9125,—	18250,—
20	5,00	152,05	1825,—	18250,—	36500,—
30	7,50	228,06	2736,90	27369,—	54738,—
40	10,—	304,10	3649,20	36492,—	72984,—

Überlegen Sie, welches Vermögen Sie bereits verpafft haben, wieviel Geld sich in blauen Dunst aufgelöst hat – und das auch noch zum Schaden Ihrer Gesundheit (Abb 16).

Wenn Sie mit dem Rauchen aufhören, können Sie dieses Verlustgeschäft beenden. Notieren Sie am besten täglich, wieviel Geld Sie sparen und bald gespart haben werden. Noch besser: Sie tun das Geld täglich in eine Spardose, sammeln es an, belohnen sich selbst und machen jeden Tag Kasse!

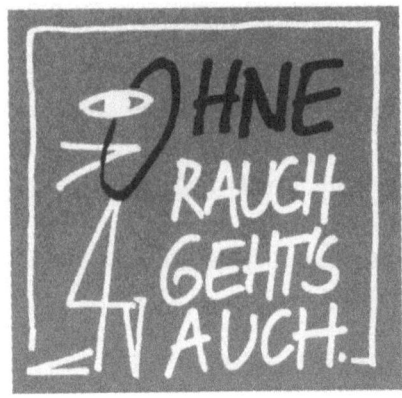

Abb. 16. Motto der Bundeszentrale für gesundheitliche Aufklärung.

Rauchen kommt uns teuer zu stehen

Rauchen kostet jedoch nicht nur den Raucher viel Geld, sondern auch die Krankenversicherungen. Nach einer amerikanischen Studie muß die Krankenkasse noch einmal 12 Pfennige pro Zigarette bezahlen. Das Center for Disease Control and Prevention in Atlanta hat errechnet, daß in den USA rund 7 % aller Krankheitskosten durch Rauchen verursacht werden, in der Altersgruppe der über 65jährigen sogar 60 %. Raucher kommen die Gesellschaft also teurer als vermutet. Krankheiten, die durch Rauchen verursacht werden, belasten das US-Gesundheitssystem jährlich mit etwa 50 Milliarden Dollar, doppelt so viel, wie bisher angenommen wurde.

In der Bundesrepublik ist die Situation grundsätzlich ähnlich. So hat die Bundesregierung geschätzt, daß die gesundheitlichen Folgekosten, die in Deutschland durch das Rauchen pro Jahr entstehen, mindestens 30 Milliarden Mark ausmachen. Dazu kommt weiterer Schaden:

- 23,5 Milliarden durch Arbeitsunfähigkeit
- 12,5 Milliarden durch Übersterblichkeit
- 45,0 Milliarden durch Frühinvalidität

So berechnet, verursacht Rauchen einen Verlust am Bruttosozialprodukt um mehr als 80 Milliarden Mark.

Doch der Schaden wird noch umfangreicher. Wie die Nichtraucher-Initiative Deutschland e. V. und der Ärztliche Arbeitskreis Rauchen und Gesundheit zum Welt-Nichtraucher-Tag 1995 gemeinsam festgestellt haben, kommt uns alle das Rauchen auch teuer zu stehen, weil es

- die Anbauflächen der Erde reduziert,
- die Wälder dieser Erde zerstört,
- die Ressourcen dieser Erde schmälert,
- die Energiekosten erhöht,
- den Lebensstandard senkt,
- die räumliche Trennung von Menschen nötig macht,
- die Wettbewerbsfähigkeit der Unternehmen mindert,
- die Volkswirtschaft um Milliardenbeträge schädigt.

Fazit: Rauchen ist ein volkswirtschaftliches Verlustgeschäft.

Politiker und Regierungen haben längst eingesehen, daß der volkswirtschaftliche Schaden durch den Tabakkonsum, in erster Linie das Zigarettenrauchen, die Einnahmen aus der Tabaksteuer erheblich übersteigen, wenn man die Produktionsausfälle und Kosten der Lohnfortzahlung, Frühinvalidisierung, Witwen- und Waisenrenten und den Verlust an Sozialversicherungsbeiträgen betrachtet, ganz zu schweigen vom Ausmaß menschlichen Leidens.

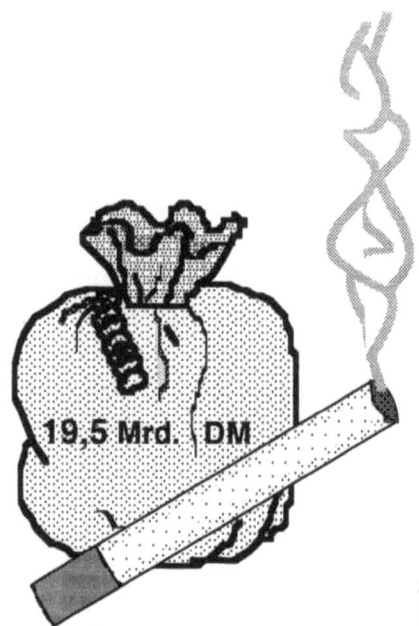

Abb. 17. Die Tabaksteuermilliarden.

Doch statt einer intensiven Aufklärung über die Gefahren des Rauchens und gegensteuernde Maßnahmen wie dem Verbot von Zigarettenautomaten wird bei uns der Tabakanbau sogar noch mit erheblichen Summen unterstützt. So kritisierte der Europäische Rechnungshof in einem Sonderbericht, daß der Tabakanbau in der EU *täglich* mit 3,5 Millionen Ecu, das sind 7 Millionen Mark subventioniert wird. Täglich!

Die Verführung durch die Tabaksteuer wiegt für den Finanzminister einfach schwerer. Die Tabaksteuermilliarden, die einen wesentlichen Teil des Bundeshaushaltes ausmachen, stoppen alle Bedenken. Mit 19,5 Milliarden jährlicher Tabaksteuer ist der Staat der große Teilhaber am Geschäft mit dem Tabak (Abb. 17).

»Was dem › Tabaksgott‹ schließlich zum Siege verhalf und ihm alle Völker untertan machte, war der materielle Nutzen, den der Tabakhandel dem Kaufmannsstande erbrachte«, urteilte der Medizinhistoriker Professor Dr. Dr. Heinrich Schipperges. Hinzufügen muß man jedoch, daß der Tabak sich auch für den Staat als eine neue Goldgrube erwiesen hat.

Auch wenn es in England bereits seit 1652 eine Besteuerung des Tabakhandels gibt, gebührt dem französischen Finanzmann Jean Baptiste Colbert (1619–1683) nach einem Bericht der Weltgesundheitsorganisation WHO der traurige Ruhm, im Jahre 1674 das Tabakmonopol eingeführt und damit das Rauchen zu einem staatlichen Interessensgebiet gemacht zu haben, was historische Anekdoten überzeugend kommentieren. So soll Talleyrand einer Dame, die das Rauchen und Tabak-Schnupfen in Grund und Boden verdammte und Abhilfe verlangte, geantwortet haben: »Sie haben recht, Madame. Rauchen und Schnupfen sind zwei Laster, und ich werde mich gewiß dagegen einsetzen, sobald Sie mir zwei Tugenden nennen, die der Staatskasse hundertzwanzig Millionen Francs einbringen.«

Was mit Einfuhrzöllen und Verbrauchssteuern anfing und sich in Verpachtungen und Monopolen fortsetzte, wurde zu einem der einträglichsten Einnahmeposten des Staates. Die Frage für den einzelnen bleibt, ob er oder sie auf diesem gesundheitlich gefährlichen Weg den Staat unterstützen will oder lieber selber Kasse macht – durch Verzicht auf Ausgaben – und finanziellen und gesundheitlichen Gewinn. Rauchen setzt jedenfalls Ihr wertvollstes Kapital aufs Spiel, Ihre Gesundheit. Und sie ist kostbarer als jede Zigarette.

Sie können sich die rein finanziellen Konsequenzen übrigens auch so deutlich machen: Stellen Sie einen Scheck über die Summe aus, die Sie jährlich in etwa verrauchen, und dann verbrennen Sie diesen Scheck mit dem befriedigenden Gefühl: das Geld kann ich besser ausgeben.

Die Belohnung für Sie und Ihre Mitmenschen

Sie können sich mehr leisten

Jeder Tag ohne Zigaretten ist ein Spartag. Sie haben ja schon nachgerechnet, wieviel Geld sich in blauen Dunst aufgelöst hat. Machen Sie sich diesen Gewinn deutlich. Werfen Sie für jede gesparte Zigarette 25 Pfennig in eine Spardose, oder stecken Sie jeden Morgen ein Fünfmarkstück oder mehr, so viel wie Sie sonst für Zigaretten ausgegeben hätten, in eine extra dafür angeschaffte Spardose, ein fröhlich zu mästendes Sparschwein. Sie werden sehen, wie schnell es sich füllt. Wenn Sie das konsequent machen, wird Ihnen auch so richtig bewußt, wie viel Geld Sie bisher verqualmt haben. Ob Sie dann wöchentlich, monatlich oder zu jedem Quartal oder gar jährlich Ihr Sparschwein schlachten, sollten Sie vorher genau überlegen. Das wird Sie noch stärker motivieren, Schluß mit dem Rauchen zu machen.

Wenn Sie das Rauchen aufgeben, haben Sie die freie Wahl der Belohnung. Sie können sich einen Wunschzettel ausstellen, den Sie sich dann durch den Spargewinn des Nichtrauchens erfüllen können.

Das alles kommt beispielsweise in Frage:

Ausflüge
Ausstellungen besuchen
Basteln
Bestseller
Blumen
Bücher
Jahresabonnements
Kleidung
Konzert

Kosmetika
Malen
Museumsbesuch
Neue Möbel
Reisen
Saunabesuch
Schmuckstücke
Sportveranstaltung besuchen
Theaterabonnement
Theaterbesuch
Volkshochschulkurs
Vorträge besuchen
Wohnung renovieren
Zeitschriftenabonnement
Zimmer neu einrichten

Ihren persönlichen Wünschen sind keine Grenzen gesetzt. Bedenken Sie:

- Wöchentlich kommen bei einem Tageseinsatz von 5 Mark schon 35 Mark zusammen, ausreichend für mehrere Kinobesuche oder den neuesten Bestseller.
- Monatlich könnten Sie bereits über 155 Mark verfügen; dafür kann man schon die neueste Mode erproben, sich die teuerste Theaterkarte leisten oder das feinste Feinschmeckerlokal genießen (Abb. 18).
- Im Quartal macht die Dreimonatsbilanz sogar 460 Mark aus; da kann man sich schon eine kleine Reise oder den tollsten Tennisschläger leisten.
- Halbjährlich erreichen Sie mit 912,50 Mark immerhin fast die Tausendmarkgrenze. Das könnte sich auf dem Sparbuch noch mehr summieren. Der Betrag ist bereits ein lohnender Zuschlag für die Urlaubskasse, oder Sie könnten sich sogar einen Homecomputer kaufen oder eine moderne Schreibmaschine.

SPIELPLAN
FEBRUAR 1995

	STÄDTISCHE BÜHNE	STUDIO	JUGENDTHEATER	
Mittwoch 1			11.00-13.00, fr. Verk. ANDORRA von Max Frisch	19.00-21.00, fr. Verk. ANDORRA von Max Frisch
Donnerstag 2			19.00-20.30, fr. Verk. POMMERLAND IST ABGEBRANNT Kriegsberichterstattung	20.30, freier Verkauf JUNGE DICHTER SCHLAGEN ZU III
Freitag 3	20.00-ca. 22.30, Wahlabo, freier Verkauf MANCHE MÖGEN'S HEISS* Musical nach dem Film von Billy Wilder		11.00-12.30, freier Verkauf POMMERLAND IST ABGEBRANNT Kriegsberichterstattung	
Samstag 4	2.00-22.45, VHS Sinsheim, gemtl. Vorst. DIE FLEDERMAUS* Komische Operette von Johann Strauß		19.00-21.15, freier Verkauf LIEBESK(R)ÄMPFE Lose koll.Rel.Show Schmerz-Revue für Jugendliche ab 13 Jahren	
Sonntag 5	11.30 u. 15.00, fr. Verk. 4. FAMILIEN-KONZERT KARNEVAL DER TIERE von Camille Saint-Saëns	19.00-21.20, Volksb. E, Wahlabo, fr. Verk. MIR NICHTS DIR NICHTS* von J. Auer	18.00-19.00, freier Verkauf - 100ste Vorstellung - DAS WAR DER HIRBEL von Peter Härtling, für Kinder ab 8 Jahren u. Erw.	
Montag 6	18.00-20.10, Preise 4.50-10.00 DM, fr. Verk. PIPPI LANGSTRUMPF Musical nach Astrid Lindgren, für Kinder ab 6 Jahren		11.00-12.00, freier Verkauf DAS WAR DER HIRBEL von Peter Härtling, für Kinder ab 8 Jahren u. Erw.	
Dienstag 7	20.00-21.30 PREMIERE Preis: Abo, Wahlabo, fr. Verk. DER LESER, DAS TIER UND DIE BUCKLIGE* Tanzstück von Liz King	20.00-22.00, freier Verkauf AMPHITRYON von Peter Hacks	11.00-13.00, freier Verkauf DAS WAR DER HIRBEL von Peter Härtling, für Kinder ab 8 Jahren u. Erw.	
Mittwoch 8	20.00-21.30, Volksb. V, gemtl. Vorst. MANCHE MÖGEN'S HEISS Musical nach dem Film von Billy Wilder			
Donnerstag 9	20.00-21.30, Wahlabo, freier Verkauf DER LESER, DAS TIER UND DIE BUCKLIGE Tanzstück von Liz King		11.00-13.15, fr. Verk. LIEBESK(R)ÄMPFE Lose koll.Rel.Show Schmerz-Revue für Jugendliche ab 13 Jahren	19.00, Eintritt frei KWATSCHOTEK Fasching
Freitag 10	20.00-ca. 22.30, Volksb. P MANCHE MÖGEN'S HEISS Musical nach dem Film von Billy Wilder	20.00 GASTSPIEL, freier Verkauf UND KOMM — Das Unsehörte in Text, Musik und Tanz. Eine Prod. des Isaak-Ensembles mit Eva Lehmers-Valentin, Peter Schumann, Marie-Agnes Beintgen u. a.		
Samstag 11	20.11, freier Verkauf - STADTHALLE - TRABÜBALL			
Sonntag 12	11.30-13.40, fr. Verk. PIPPI LANG-STRUMPF Musical nach Astrid Lindgren, für Kinder ab 6 Jahren	19.30-23.15, Volksb. H, Wahlabo, freier Verkauf KÖNIG LEAR Tragödie v. William Shakespeare		

Abb. 18. Die bessere Alternative zum Rauchen: der Theaterbesuch.

Jährlich könnten Sie sogar 1825 Mark zählen, verbuchen, auf die hohe Kante legen, um Zins zu Zinseszins zu fügen, oder zu einem großzügigen Einkaufsbummel verwenden. Eine gute Idee ist, sich auch extra ein neues Konto anzulegen. Eine tolle Urlaubsreise kann geplant werden.

Viele Wünsche können Sie sich jedenfalls durch das Zigaretten-Sparen erfüllen. Und können sich obendrein jeden Tag aufs neue freuen, daß es Ihnen zusätzlich und vor allem Tag zu Tag gesundheitlich besser geht, daß Sie weniger husten müssen, daß Sie nicht mehr so leicht außer Puste kommen, daß Sie den Duft der großen weiten Welt auch wirklich riechen können. Das ist dann ein wirklicher Genuß ohne Reue und wieder Anlaß für ein kleines Fest.

Dieter S. in Silberbergen, der seit dem Umstieg aufs Nichtrauchen täglich 10 Mark in ein Sparschwein steckt, bezahlt davon sogar alle paar Jahre sein neues Auto, ohne daß er sein sonstiges Sparkonto belasten muß. Nichtrauchen machte es möglich.

Oder Frau A. zeigt stolz: »Das ist mein Zigaretten-Pulli. Gestrickt, weil ich nicht mehr rauche. Von dem gesparten Geld habe ich mir die Wolle gekauft. Und von der Wolle den Pullover gestrickt, weil ich immer was tun muß.«

Weitere überzeugende und herausfordernde Beispiele berichte ich Ihnen im Kapitel 8.

Sie können mehr leisten

Noch viel wichtiger als die finanzielle ist aber die *gesundheitliche Bilanz*. Die englische Ärztestudie stellte fest:

> Wer mit dem Rauchen aufhört, verringert sofort sein Risiko. Bereits 24 Stunden nach der letzten Zigarette sinkt das Herzinfarktrisiko. Wer das Rauchen noch vor dem 35. Geburtstag aufgab, zog hinsichtlich der Lebenserwartung sogar wieder mit den Nichtrauchern gleich.

Die Deutsche Liga zur Bekämpfung des hohen Blutdruckes verspricht:

Bereits nach einjähriger Karenz sinkt das Risiko, eine Herz-Kreislauf-Erkrankung zu erleiden, bei jüngeren Exrauchern auf das von Nichtrauchern ab; die Schlaganfallgefahr reduziert sich nach 2jährigem Zigarettenverzicht bei Frauen bereits um 22 %.

Die Deutsche Herzstiftung weist darauf hin, daß

nach 5 bis 7 Jahren der Rauchabstinenz die Exraucher gegenüber den Nichtrauchern kein erhöhtes Herzinfarktrisiko aufweisen.

Gewöhnlich beginnt der Körper 12 Stunden nach der letzten Zigarette, sich zu regenerieren. Kohlenmonoxid- und Nikotinspiegel sinken rasch. Herz und Lungen fangen an, den Schaden wieder gutzumachen. Sehr bald schon spürt man positive Veränderungen. Geruchs- und Geschmackssinn verbessern sich. Der Raucherhusten läßt nach. Das Verdauungssystem funktioniert wieder normal. Der Kopf wird klar, die Energie nimmt zu, und Sie atmen leichter. Sie haben sich vom lästigen Tabakgeruch befreit.

Vorteile haben auch alle Patienten, die sich vor einer Operation das Rauchen abgewöhnen. Denn: »Sogar wenn Patienten operiert werden müssen, hängt der mittel- und langfristige Operationserfolg (Offenbleiben des Bypasses) direkt davon ab, ob es dem Patienten gelingt, das Rauchen einzustellen. Die Wiederverschlußrate der angelegten Bypässe ist bei Patienten, die nach der Operation weiterrauchen, innerhalb der nächsten 5 Jahre um 100 % erhöht.« So berichtet die Deutsche Liga zur Bekämpfung von Gefäßerkrankungen.

Auch beim Krebs sind die Vorteile, die sich durch das Nichtrauchen einstellen, überzeugend.

Die Gesundheitliche Erfolgsbilanz (positive gesundheitliche Entwicklungen nach Angaben der Amerikanischen Krebs-Gesellschaft »American Cancer Society«)

Nach 20 Minuten: Der Blutdruck sinkt auf normale Höhe.
Der Puls sinkt auf normale Höhe.
Die Körpertemperatur von Händen und Füßen steigt auf normale Höhe.
Nach 8 Stunden: Der Kohlenmonoxidspiegel im Blut sinkt auf normale Höhe.
Der Sauerstoffspiegel im Blut steigt auf normale Höhe.
Nach 24 Stunden: Rückgang des Herzinfarktrisikos
Nach 48 Stunden: Die Nervenenden beginnen mit der Regeneration.
Die Geruchs- und Geschmacksrezeptoren arbeiten verstärkt.
Nach 2 Wochen bis 3 Monaten: Der Blutkreislauf stabilisiert sich.
Das Gehen wird leichter.
Die Lungenfunktion verbessert sich um bis zu 30 %.
Nach 1–9 Monaten: Rückgang von Hustenanfällen, Verstopfung der Nasennebenhöhlen, Abgespanntheit und Kurzatmigkeit.
Das Flimmerepithel der Lunge wird wieder aufgebaut, dadurch erfolgt Schleimabbau und allgemeine Reinigung der Lunge und eine Verringerung der Infektionsgefahr.
Die gesamten körperlichen Energiereserven erhöhen sich.
Nach 1 Jahr: Das zusätzliche Koronarinsuffizienzrisiko fällt auf die Hälfte des Risikos eines Rauchers.

Nach 5 Jahren: Das Lungenkrebs-Todesrisiko des früheren Durchschnittsrauchers (1 Päckchen pro Tag) verringert sich fast um die Hälfte.

Das Herzinfarktrisiko verringert sich in einem Zeitraum zwischen 5 und 15 Jahren auf das eines Nichtrauchers.

Das Krebsrisiko von Mund, Luft- und Speiseröhre verringert sich auf die Hälfte des Risikos eines Rauchers.

Nach 10 Jahren: Das Lungenkrebsrisiko hat sich auf das von Nichtrauchern verringert.

Präkanzeröse Zellen werden ausgeschieden und ersetzt.

Das Krebsrisiko von Mund, Luft- und Speiseröhre, Harnblase, Nieren und Bauchspeicheldrüse sinkt.

Nach 15 Jahren: Das Risiko einer Koronarinsuffizienz ist so hoch wie das eines Nichtrauchers.

Zusätzliche, automatische Belohnungen

Es liegen keine Asche und keine Tabakreste mehr herum. Sie vermeiden Brandspuren an Kleidung, Möbeln, Teppichen, Hemden, Wäsche, Anzügen. Geruchsbelästigungen hören auf. Doch vor allem:

Ihr Puls wird nicht mehr künstlich beschleunigt.
Arterien werden nicht mehr verengt.
Das Herz wird nicht mehr unter Druck gesetzt.
Ihr Blutdruck wird nicht mehr erhöht.
Der Husten verschwindet.
Ihre Haut wird besser durchblutet.
Schleimhäute werden nicht ausgetrocknet.
Verfärbungen verschwinden.

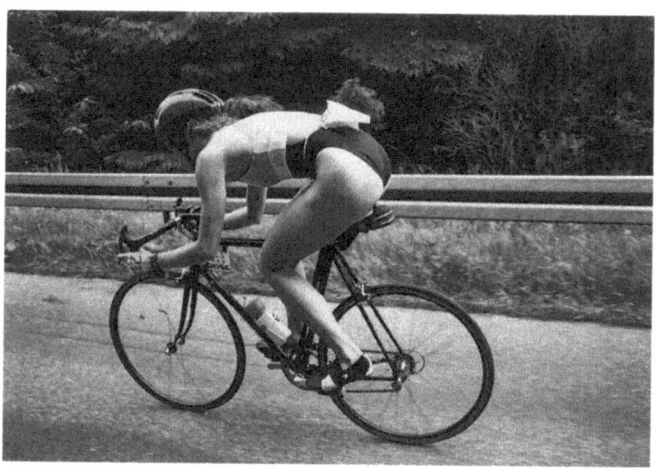

Abb. 19. Sie kann es sich nicht leisten zu rauchen.

Bronchien und Lungen werden nicht mehr unnötig belastet.
Viele Organe, der ganze Körper profitiert davon.
Sie sind nicht mehr von Zigaretten abhängig. Sie sind nicht mehr süchtig. Sie leben gesünder. Ihnen geht es besser (Abb. 19).

Sie müssen nicht wie jener amerikanische Lungenkrebspatient mit einjähriger Überlebensprognose klagen: »Ich bedauere wirklich, daß ich geraucht habe. Wenn ich so ende. Es ist eine solche Vergeudung. Mit 50 Jahren gibt es noch so viel zu tun. Was jetzt nicht mehr getan werden wird, jedenfalls nicht von mir. Es ist eine solche Vergeudung, statt 70 Jahren Lebenserwartung nur 50 zu haben. Und es ist eine so bedauerliche Verschwendung.«

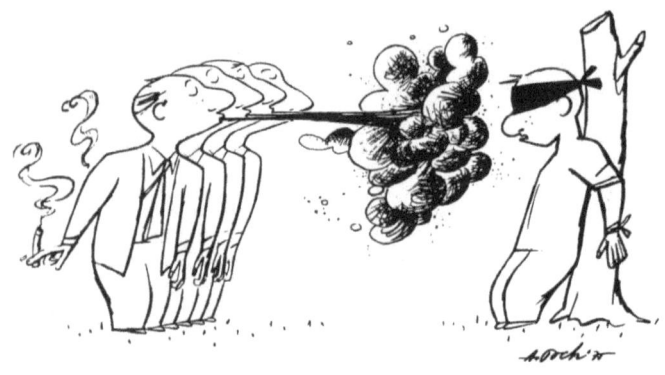

Abb. 20. Oh, Du armer Mitraucher!

Wenn Sie Nichtraucher werden, profitieren davon auch andere

Ihr Rauchen schadet nicht nur Ihnen, sondern allen, die den Rauch Ihrer Zigaretten mitrauchen müssen: Familienangehörige, ganz besonders Babies und Kleinkinder, Freunde, Kollegen, Bekannte. Denn längst hat die Wissenschaft nachgewiesen: Mitrauchen ist nicht nur eine Belästigung (Abb. 20), sondern auch eine Krankheitsursache. Mitrauchen belastet insbesondere Allergiker, Asthmatiker, Herzkranke, Patienten mit Atemwegserkrankungen. Also hat es auch in Ihrer Umgebung eine positive Wirkung, wenn Sie nicht mehr rauchen.

Die *Koalition gegen das Rauchen* macht auf folgende *Risiken des Passivrauchens* aufmerksam:

- Lungenkrebs. Das Lungenkrebsrisiko von Nichtrauchern, die durch das Zusammenleben mit Rauchern dem Passivrauchen ausgesetzt sind, liegt um etwa 30 % bis 40 % höher im Vergleich zu Nichtrauchern, die mit Nichtrauchern zusammenleben.

Für Deutschland wird jährlich mit 400 Lungenkrebstoten, deren Tod auf das Passivrauchen zurückzuführen ist, gerechnet.

- Asthma und Erkrankungen der Atemwege. Atembeklemmungen bei Asthmatikern sowie Bronchitis bei entsprechend empfindlichen Personen werden häufig durch eine verrauchte Umgebung verursacht.
- Herzerkrankungen. Bestehende Koronarerkrankungen verschlimmern sich, wenn die Patienten längere Zeit dem Rauch ausgesetzt sind, wie neuere Studien angeben.
- Physische Reizung und Belästigung. Die im Umgebungsrauch enthaltenen Stoffe reizen vor allem die Bindehaut der Augen. Die Schleimhäute der Nase, des Rachens und der unteren Atemwege sind gleichfalls betroffen. Besonders unangenehm ist der Rauch für Allergiker, sehr empfindliche Personen und Kontaktlinsenträger.

Hilfestellung für Zweifler: Über 75 Schlagzeilen aus der medizinischen Fachpresse*

»Rauchen – stärkster Risikofaktor«
»Tabakrauch ist das gefährlichste Umweltgift«
»Tabakrauch als wichtigster lebensverkürzender Umweltfaktor«
»Passivrauchen erhöht das Risiko für ein Lungenkarzinom um 30 %«
»Immer mehr sterben an Lungenkrebs«
»Raucherlungen sind weniger geschützt«
»USA: Todesfälle durch Lungenkrebs verfünffacht«

»Auch Vitaminpillen helfen Rauchern nicht, ihr Lungenkrebsrisiko zu senken«
»Jeder zweite stirbt durch den Tabak«
»Wer raucht, stirbt im Mittel 22 Jahre früher«
»Je mehr einer raucht, um so früher droht der Herzinfarkt«
»Zigarettenrauch begünstigt Atemwegserkrankungen«
»Blauer Dunst fördert Asthmaanfälle«
»Rauchen: Ein Koronarrisiko par excellence«
»Der Kettenraucher opfert sein krankes Bein«
»Mit jeder Zigarette steigt das Schlaganfallrisiko«
»Erhöhtes Risiko für Mundhöhlenkrebs«
»Studie mit mehr als 30.000 Ärzten: Raucher verspielen haufenweise Lebensjahre«
»Bald raucht jede 2. Frau«
»Lungenkrebs bei Frauen nimmt zu«
»Mehr rauchende Frauen – mehr Lungenkrebs«
»Herzinfarkt bei jungen Frauen: Rauchen ist die größte Gefahr«
»Der blaue Dunst schadet auch dem Gebärmutterhals«
»Raucherinnen gefährden ihre Fruchtbarkeit«
»2,5 Millionen Nikotintote«
»Rauchen legt die Abwehr lahm«
»Rauchen verschlechtert Heilungschancen«

---

*Originalzitate aus: *Ärzte Zeitung, Ärztliche Praxis, Apotheken Praxis, Arzt heute, British Medical Journal, Der Allgemeinarzt, Der Kassenarzt, Der Apotheker, Deutsche Apotheker Zeitung, Deutsches Ärzteblatt, Herz, Sport und Gesundheit, med, Medical Tribune, Münchner Medizinische Wochenschrift, Naturheilpraxis, Niedersächsisches Ärzteblatt, Praxis Kurier, psycho, Selecta, SUCHTREPORT, Therapie der Gegenwart, Versicherungsmedizin, Wohnmedizin*

»Rauchen bremst die Killerzellen«
»Bei Rauchern wächst der Tumor schneller«
»Raucher leiden öfter an Knochenschwund«
»Rauchen macht häßlich«
»Rauchen schadet mehr als Asbest«
»Raucher müssen öfters unters Messer – Komplikationsrate höher«
»Raucher verbrauchen 10 % mehr Energie«
»Zigarettenrauchen wirkt nachteilig auf Vitamin-C-Spiegel«
»Starke Raucher verkalken schneller«
»Rauchen verkürzt die Lebenserwartung um 8,5 Jahre«
»Rauchen: Selbstmord in Zeitlupe«
»Rauchen: nicht nur eine schlechte Angewohnheit, sondern bereits eine Sucht«
»Akademiker rauchen am wenigsten«
»Auch Zigaretten mit wenig Teer gefährden die Gesundheit«
»Leichtraucher husten nicht seltener«
»Wer › light ‹ raucht, atmet nicht automatisch weniger Teer und Nikotin ein«
»Das Experiment des Leichtrauchens ist gescheitert – die einzige gesunde Zigarette ist die nichtgerauchte«
»Zuviel Kadmium in den Zigaretten«
»Raucher-Werbung erschlägt die allerbesten Ratschläge«
»In der Vogel-Strauß-Taktik sind Raucher ganz groß«
»Raucher haben Riechdefekt«
»Passivrauchen ist ein echtes Risiko«
»Hälfte der Krebstoten durch »Passivrauchen«
»Nur Nichtraucher sind glaubwürdige Umweltschützer«

»Luftverschmutzung fängt zu Hause an!«
»20 Zigaretten am Tag – da bleibt der Nachwuchs aus«
»Rauchen gefährdet ungezeugte Kinder«
»Rauchen verzögert die Empfängnis und gefährdet die Schwangerschaft«
»Passivrauchen der Mutter schadet dem Ungeborenen«
»Viele Schwangere rauchen gegen besseres Wissen weiter«
»Raucherinnen bekommen mehr Frühgeborene«
»Untergewichtige Babys auch durch Passivrauchen«
»Jede Zigarette belastet das Kind«
»Mit jeder Zigarette wird das Baby mickriger«
»Raucherbabys sind häufig unreifer als andere«
»Auch das Neugeborene ist Passivraucher«
»Säuglinge quälen sich in verqualmter Luft ab«
»Kinder von Raucherinnen haben einen niedrigeren IQ«
»Säugling raucht passiv mit – das begünstigt Atemwegserkrankungen«
»Häusliches Rauchermilieu: Säuglinge hoch gefährdet«
»Säugling schreit oft: Zigarettenmief ist schuld«
»Rauchende Eltern machen Babys Bauchschmerzen«
»Kinder aus Raucherfamilien sind häufiger krank«
»Fast jeder zweite Jugendliche raucht«
»Infarktrisiko sinkt schnell, wenn Raucher die Glimmstengel weglegen«
»Die beste Einzelmaßnahme für einen Patienten mit koronarer Herzkrankheit ist die Aufgabe des Zigarettenrauchens«
»Rauchen – nein danke!«

»Rauchen fördert den Einstieg zum Drogenkonsum«
»Wer stark raucht, erhöht sein Risiko, an einem grauen Star zu erkranken«
»Grauer Star durch Zigarettenrauchen«
»Raucher haben früher Falten«
»Jährlich eine Tasse Teer«
»Rauchen verdoppelt Schlaganfallrisiko«
»Raucherinnen haben eine verminderte Knochendichte«
»Nicht mehr zu rauchen lohnt sich – nach fünf Jahren gleicht das Herzinfarktrisiko dem eines Nichtrauchers«

Prüfen Sie sich: Mit Pro und Contra zur Entscheidung

Nachdem Sie Ihr eigenes Rauchverhalten analysiert haben, die Gefahren genauer kennen, über die Verführungen besser Bescheid wissen, ziehen Sie Bilanz. Machen Sie sich klar, was für Sie persönlich für und gegen das Rauchen spricht. Damit überprüfen Sie noch einmal, ob es Ihnen wirklich ernst mit dem Entschluß ist, mit dem Rauchen aufzuhören. Stellen Sie dazu Pro und Contra gegenüber. Ziehen Sie dann endgültig die Konsequenzen.

Sehen Sie durchaus die Faktoren – nach Lazare Herzfeld (1982) – die Lust zum Rauchen anfachen:

Das *Kultische:* Feuer entzünden, Rauch erzeugen und beobachten.
Das *Manuelle:* Mit den Händen etwas tun, eine Leere überbrücken.
Das *Orale:* Man nimmt das Rauchobjekt in den Mund, an die Lippen – ein Lustgefühl.

Das *Sinnliche:* Der Geruchssinn nimmt das Aroma wahr.

Das *Zerstörerische:* Die Zigarette wird ausgedrückt, das Feuer abgetötet.

Der Entscheidungstest:
Nichtrauchen: Pro und Contra

Contra-Argumente (warum Sie das Rauchen nicht aufgeben möchten):
Rauchen macht mir Spaß _____
Rauchen löst den Streß _____
Rauchen entspannt mich _____
Ich schaffe dann besser _____
Rauchen erleichtert Kontakte _____
Ist gemütlich _____
Mein(e) Partner(in) raucht _____
Meine Freunde rauchen _____
Ich rauche gern _____
Das gehört zu meinem Lebensstil _____
Ich bleibe dadurch schlank _____
So komme ich mit den beruflichen Belastungen besser zurecht _____
Ich komme dadurch leichter mit anderen ins Gespräch _____
Ich habe es mehrfach vergeblich versucht, mit dem Rauchen aufzuhören ____
Offenbar bin ich nicht willensstark genug _____
Ich habe Angst vor den Entzugserscheinungen _____

Gehen Sie diese Liste ganz sachlich durch. Kreuzen Sie an, was Ihrer Meinung entspricht. Ergänzen Sie zusätzliche Gründe.

Dann stellen Sie der Contra-Liste die Pro-Liste gegenüber:

Pro-Argumente (Warum Sie das Rauchen aufgeben sollten):
Die gesundheitlichen Folgen machen mir Angst _____
Ich will das hohe Krankheitsrisiko vermeiden _____
Ich will keine Lebensjahre aufs Spiel setzen _____
Ich habe bereits gesundheitliche Beschwerden _____
Rauchen führt bei mir zu Schleimhusten _____
Ich spüre Leistungseinschränkungen _____
Ich will sportlich fit bleiben _____
Ich will nicht länger zur Umweltverschmutzung beitragen _____
Ich will meinen Kindern Vorbild sein _____
Die Ausgaben sind mir zu teuer _____
Der Rauchgestank in den Kleidern, in der Wohnung stört mich _____
Ich finde es nicht gut, wenn ich nach Qualm rieche _____
Der Geruch kalten Rauches in Wohnung und Kleidern ekelt mich _____
Meine Finger, meine Zähne sind schon durch das Rauchen gelblich gefärbt _____
Ich sehe die Folgen des Rauchens an der Haut _____
Ich will nicht von Zigaretten abhängig sein _____
Ich möchte mich von einer Sucht befreien _____

Auch hier gilt: Gehen Sie diese Liste ganz sachlich durch. Kreuzen Sie an, was Ihrer Meinung entspricht. Ergänzen Sie zusätzliche Gründe.

Was wiegt schwerer – Contra oder Pro? Nicht kurzfristig, sondern langfristig?

Wenn Sie im realistischen Vergleich zu der Überzeugung kommen, daß Sie mit dem Rauchen aufhören sollten, dann setzen Sie Ihren Entschluß konsequent in die Tat um, planen Sie Ihren ganz individuellen Ausstieg. Nicht jetzt sofort. Sondern entscheiden Sie sich für einen optimalen Zeitpunkt. Bereiten Sie diesen Tag sehr bewußt und gut vor. Die Erfolgschancen sind dann am höchsten.

5 Der geplante Ausstieg

Überlegen Sie, welcher Zeitpunkt Ihnen am günstigsten erscheint, wann es Ihnen am leichtesten fallen dürfte. Denken Sie auch darüber nach, wann, unter welchen Umständen, bei welchen Gelegenheiten Ihnen das Nichtrauchen leichter gefallen ist. In Frage kommen viele Anlässe.

Der richtige Zeitpunkt

Geburtstage, Feiertage, Silvester, erster Urlaubstag, letzter Urlaubstag, Krankheiten, Operation, Krankenhausaufenthalt, Monatserster, genaues Datum, ab heute in 2 oder 3 Wochen, Wochenende, Monatsanfang, Schwangerschaft, Trennung, neue Liebe, Umzug, Renovierung, neuer Arbeitsplatz ...

Kreuzen Sie den gewählten Stichtag dick im Kalender an. Zichen Sie einen Schlußstrich. Notieren Sie auf einem Zettel: »Ab ... rauche ich nicht mehr!«

Wenn Sie den Zettel auch am Arbeitsplatz oder in der Wohnung aufhängen, damit Sie die Ankündigung jeden Tag sehen, unterstützt das nur Ihren Entschluß und verbaut Ihnen den Rückweg.

Hilfreich ist auch, wenn Sie den Entschluß, das Rauchen aufzugeben, zusammen mit jemandem, den Sie

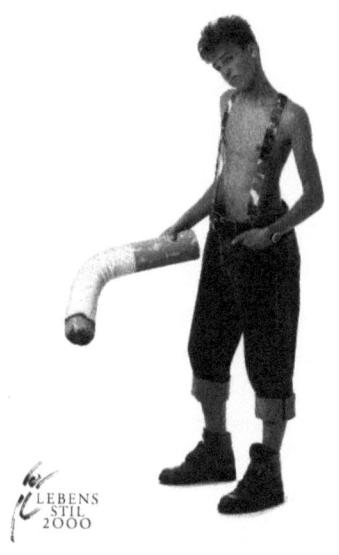

Abb. 21. Anti-Werbung der Aktion »Lebensstil 2000«.

mögen, gemeinsam realisieren. Das erleichtert es Ihnen, Ihren Vorsatz auch durchzuführen. Und wenn Sie einen nichtrauchenden Partner haben, vergewissern Sie sich seiner oder ihrer gezielten Unterstützung.

Sicher gehört Ihr entschlossener Wille dazu. Aber »Ich will« ist doch besser als das sklavische »Ich muß«. Und wer will, der kann.

> Ein Junge fängt mit dem Rauchen an, um zu zeigen, daß er ein Mann ist. Zwanzig oder dreißig Jahre später versucht er es mit derselben Begründung, wieder aufzugeben (Abb. 21).

»Mein Mann hat sich das Rauchen abgewöhnt«, berichtet Frau Müller. »Meinen Glückwunsch! Dazu gehört aber ein starker Wille!« »Den hab' ich!« sagt Frau Müller.

Wenn die Würfel gefallen sind, wenn Sie sich fest entschlossen haben, Schluß mit dem Rauchen zu machen, weil Sie keine so großen Gesundheitsrisiken mehr eingehen wollen, weil Sie nicht mehr so viel Geld verrauchen möchten, weil Sie sich von der Werbung nicht mehr manipulieren lassen, dann ist es wichtig, die Zeit der Umstellung richtig zu planen und gut vorzubereiten.

Die letzten Tage als Raucher

Gut geplant, ist halb gewonnen! Je bewußter Sie sich auf den Umstieg vom Raucher zum Nichtraucher vorbereiten, desto sicherer sind die Erfolgsaussichten.

Eine gute Vorbereitung bildet das *Nikotin-Entwöhnungsprogramm*. Schieben Sie das Anzünden der ersten Zigarette schrittweise hinaus, ohne daß es Ihnen besonders schwer fällt, am ersten Tag vielleicht nur um 15 Minuten und danach jeden weiteren Tag wieder viertelstundenweise. Oder stellen Sie einen Entwöhnungsplan auf, legen Sie Abstinenzstunden fest, dehnen Sie sie allmählich aus (Abb. 22). Rauchen Sie Zigaretten konsequent nur noch zur Hälfte. Rauchen Sie nicht mehr daheim oder nur noch bei offenen Fenstern. Kaufen Sie immer nur ein Päckchen, und rauchen Sie es immer zu Ende, bevor Sie das nächste kaufen. Kaufen Sie die nächste Packung nicht sofort nach.

Vermeiden Sie das Ausleeren von Aschenbechern. Angerauchte Zigaretten schrecken ab. Heben Sie die Stummel eine Woche lang in einem Glas auf.

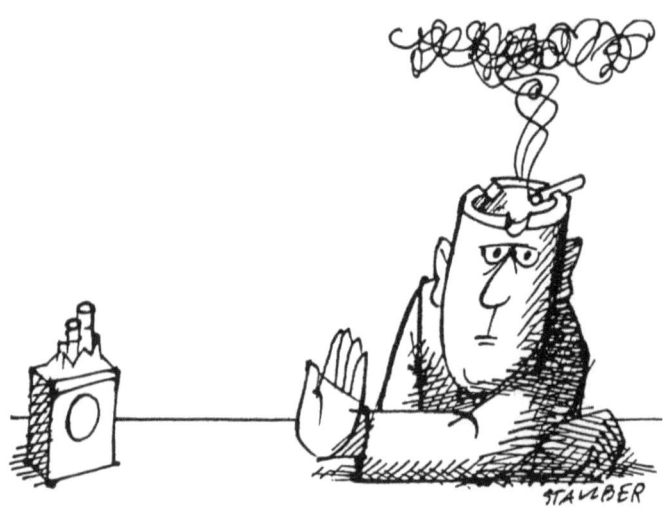

Abb. 22. Die Entscheidung.

Vor allem aber: *Erzählen* Sie möglichst vielen Freunden, Bekannten, Nachbarn, Kollegen von Ihrem Vorhaben, um sich den Rückfall psychologisch zu erschweren. Bitten Sie alle, insbesondere Raucher, Sie dabei zu unterstützen, Ihnen keine Zigaretten mehr anzubieten.

Verbauen Sie sich den Rückweg, indem Sie möglichst vielen aus Ihrem Verwandten-, Bekannten, Freundes- und Kollegenkreis sagen: Ich rauche nicht mehr! Schließen Sie möglichst Wetten ab. Das ist eine wichtige Motivationsüberprüfung und Vorsatzfestigung, stellt die Ernsthaftigkeit des Entwöhnungsentschlusses auf die Probe. Verkünden Sie, daß Sie für jede Zigarette, die Sie trotzdem noch rauchen würden, eine bestimmte Strafe zahlen wollten. Mit einem Betrag, der Ihnen wirklich weh tun würde. Dieser Betrag kann dann in eine Spende z.B. an eine Organisation wie die Deutsche Krebshilfe, die Sie auch psychologisch in die Pflicht nimmt, umgewandelt werden. Dabei sollte eine Wette erfahrungsgemäß einen

Zeitraum von mindestens 6 Monaten umfassen. Ein schriftlicher Vertrag könnte beispielsweise so aussehen:

Vertrag mit mir selbst
Ab dem _____ werde ich nicht mehr rauchen.
Sollte ich rückfällig werden, verpflichte ich mich,
DM _____ an die _____ zu zahlen.

Datum/Unterschrift: _____

Wenn Sie das durch Zeugen auch noch mit unterschreiben lassen, wird das die Wirkung verstärken.

Am letzten Rauchertag entfernen Sie aus Ihrer Umgebung alles, was Sie ans Rauchen erinnert: vor allem Zigaretten, Streichhölzer, Aschenbecher, Feuerzeuge. Entleeren Sie auch den Ascher im Auto.

Nehmen Sie sich für die ersten Nichtrauchertage ein gezieltes Ablenkungsprogramm vor. Der Umstieg wird Ihnen um so leichter fallen, je besser es Ihnen gelingt, sich abzulenken – mit Spaß. Also planen Sie ein Programm persönlicher Lebensfreuden (Abb. 23).

- Spielen Sie gerne Tennis, verabreden Sie für diesen Tag ein Match mit nichtrauchenden Freunden. Buchen Sie, wenn Sie nicht in Ihrem Verein spielen können, Hallenplätze für 2 Stunden. Oder gönnen Sie sich für die ersten 3 Tage Trainerstunden.
- Schwimmen Sie lieber, gehen Sie ins Hallenbad.
- Wenn Sie sich gerne sportlich betätigen oder mehr betätigen wollen, machen Sie einen abendlichen Schnupperbesuch im Sportverein. Oder erproben Sie ein Fitness-Studio.
- Gehen Sie gerne ins Theater, stellen Sie sich für die ersten Abende ein besonders reizvolles Theaterprogramm zusammen je nach Geschmack für Drama,

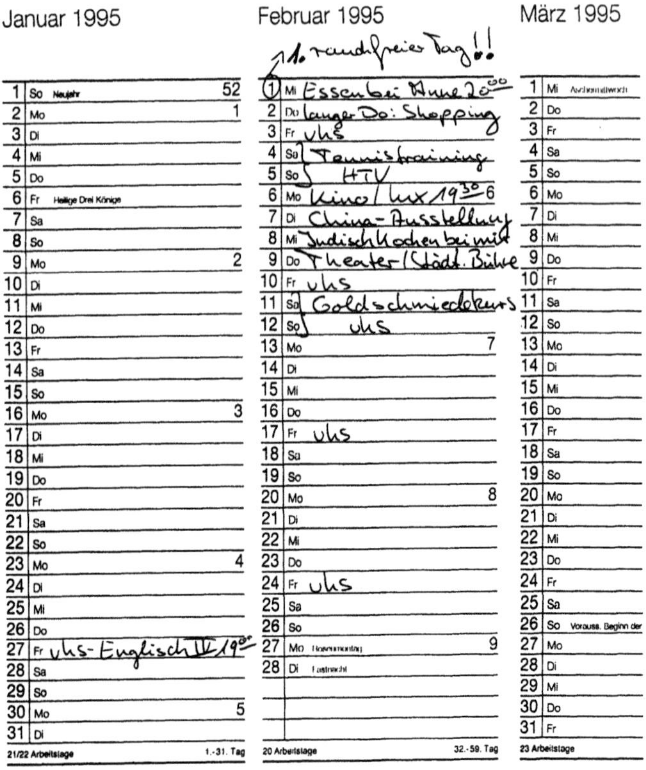

Abb. 23. Der geplante Ausstieg.

Operette oder Oper. Sie werden erleben, wie sehr dadurch Ihr Alltag bereichert wird.

- Schauen Sie den Veranstaltungsplan vor allem für die ersten Tage »danach« besonders sorgfältig durch; vielleicht reizt Sie ein Film zum Kinobesuch, lockt Sie ein Vortrag in die Volkshochschule, zieht Sie eine Ausstellung ins Museum.
- Planen Sie einen Ausflug. Besuchen Sie langjährige Nichtraucherfreunde.
- Leisten Sie sich ein Abendessen in einem Feinschmeckerlokal. Genießen Sie, wieviel besser ein

Menü ohne Rauch schmeckt. Nur gehen Sie zunächst ohne rauchende Freunde aus. Setzen Sie sich nicht unnötiger Versuchung mit Rückfallgefahr aus!

Lassen Sie sich den Umstieg durchaus auch etwas kosten; Sie sparen ja jetzt Geld. Also kaufen Sie sich neue Joggingschuhe, einen schicken Sportdress oder eine Dauerkarte für das Fitness-Studio. Melden Sie sich zu Sportkursen an. Belegen Sie einen Volkshochschulkurs.

Terminkalender für die 1. Nichtraucherwoche:
Montag, Pläne:
___
___

Dienstag, Pläne:
___
___

Mittwoch, Pläne:
___
___

Donnerstag, Pläne:
___
___

Freitag, Pläne:
___
___

Samstag, Pläne:
___
___

Sonntag, Pläne
___
___

Planen Sie auch Ihren letzten Raucherabend. Verbrennen Sie Ihre letzte Zigarettenschachtel feierlich oder vergraben Sie sie im Garten, nageln Sie Ihre Zigarrenkiste zu, werfen Sie Ihre Pfeife in den Müll. Manche bewahren ihre letzte Schachtel Zigaretten auf oder hängen sie zur bleibenden Erinnerung als Wandbild auf.

Sie können auch lustige Zettel in der Wohnung oder am Arbeitsplatz verteilen, die Ihnen den Rücken stärken. Oder bringen Sie an Ihrem Spiegel ein Schild an: »Ich rauche nicht mehr!«

Waschen Sie den Zigarettenrauch aus den Vorhängen. Bringen Sie oft getragene Anzüge und Kleider zur Reinigung.

Eine Alternative: Sie rauchen am Abend vorher die letzten 3 Zigaretten schnell hintereinander weg, auch wenn es Sie anwidert. Eine Variante: Drücken Sie jede der 3 Zigaretten nach dem ersten Zug aus, zünden Sie die Zigarette dann wieder an. Das wird Ihnen den Abschied erleichtern.

Freuen Sie sich jedenfalls auf diesen Zeitpunkt. Bemitleiden Sie sich nicht, sondern sehen Sie sich als einen willensstarken Menschen, der von einer gefährlichen Schwäche loskommt. So können Sie den letzten Abend als Raucher sogar mit Nichtraucherfreunden feiern. Denn ab morgen wird es Ihnen besser gehen!

Der Tag X

Auf diesen Tag konzentriert sich alles:

Ihr fester Wille, von einer krankmachenden Sucht loszukommen.
Der Tag, ab dem es Ihnen gesundheitlich besser gehen wird.

Der Tag, ab dem Sie kein Geld verrauchen werden.
Der Tag, auf den Sie stolz sein können.
Der Tag, ab dem Sie Ihre Willenskraft beweisen werden.
Der Tag, von dem auch Ihre Umwelt profitieren wird.
Der Tag, an dem Sie sich von einer Abhängigkeit befreit haben.

Dieser Tag ist ein guter Tag für Sie. Ab heute sind Sie Nichtraucher. Damit reden Sie nicht nur von Umweltschutz. Damit beweisen Sie, daß Sie gesunde Entschlüsse in die Tat umsetzen können, verpesten Sie die frische Luft nicht mehr, sorgen Sie für mehr Sauberkeit.

Gewiß: anfangs, solange Sie noch kurze Zeit unter der Nikotinabhängigkeit leiden, werden Sie noch manchmal nach einer Zigarette schmachten. Aber erstens können Ihnen über diese kritische Phase auch Tricks und einige Alternativmethoden hinweghelfen, und zweitens wird es Ihnen schnell immer leichter fallen, auf Zigaretten zu verzichten.

Mir selbst hat beim Ausstieg eine kleine Pfeife, die ich in den ersten Tagen und Wochen »kalt geraucht« habe, also ohne Tabak, sehr geholfen. Dadurch konnte ich einen Teil des Rauchverhaltens der vorherigen Tage beibehalten, hatte die sogenannte orale Befriedigung, zog an der Pfeife – ohne schädigende Wirkungen. Von Tag zu Tag aber wurde das weniger wichtig. Zwischendurch hatte ich die Pfeife auch einmal vergessen, bis ich nach nicht allzu langer Zeit diese »Krücke« überhaupt nicht mehr nötig hatte.

Manchem hilft es, beim aufkommenden Rauchverlangen mehr zu trinken, um die Nikotinrückstände aus dem Körper »herauszuspülen«. Empfehlenswert sind dafür kalorienfreie Getränke wie Mineralwasser, Kräutertees und schwarzer Kaffee oder kalorienarme Limonaden und Säfte. Nehmen Sie anfangs immer etwas zum Kauen oder Lutschen mit: zuckerfreien Kaugummi, Diabetikerbonbons, Pfefferminz, Lakritze, saure Drops. Greifen Sie zu rohem Obst oder Gemüse, zu Mohrrüben, Dörrobst oder Gurkenscheiben. Manchmal hilft auch eine Mentholzigarettenspitze, auf der man herumkauen kann, oder pflanzliche Beruhigungsdragees.

Meiden Sie in der ersten Zeit allerdings Getränke, die Ihnen Appetit auf eine Zigarette machen, vor allem Alkohol. Trinken Sie Tee, wenn Sie gewohnt sind, zum Kaffee zu rauchen, und Kaffee, wenn Sie Teetrinker sind.

Sind Sie daran gewöhnt, sich nach dem Essen gleich eine Zigarette anzuzünden, stehen Sie nach dem Essen sofort auf, putzen Sie sich gleich Ihre Zähne. Das gibt Ihnen das angenehme Gefühl der Frische. Sie können leichter auf das Rauchen verzichten.

Suchen Sie in den ersten Tagen möglichst nicht die Nähe von Rauchern. Bringen Sie an Ihrem Arbeitszimmer ein Schild an: Nichtraucher-Zone! Stellen Sie sich ein Schild auf den Tisch: »Ich rauche nicht!« oder: »Nichtraucher-Haushalt« Befestigen Sie an Ihrer Wohnungstür ein Schild: »Raucher-Grenze!« – »Ab hier wird nicht mehr geraucht!«

Und setzen Sie Ihr gut geplantes Beschäftigungsprogramm aktiv in die Tat um.

Rückenstärkend ist nach der Autosuggestionsmethode auch ein Kenn-, Kern- oder Talisman-Wort, das man sich im Stillen immer dann vorsagt, wenn man wieder zur Zigarette greifen möchte, etwa »Stop!« oder »No!« »Kommt nicht in Frage!« Im Grunde gilt es ja nur, eine einzige Zigarette zu vermeiden, nämlich die nächste. So wie es auch die Anonymen Alkoholiker mit dem Vorsatz schaffen: *Heute* das erste Glas stehenlassen. *Heute* konsequent bleiben. Genau so gilt für Exraucher im Versuchungsfall: *Heute* wird keine Zigarette geraucht.

Sagen Sie sich immer wieder vor:

> Ich bin nicht mehr abhängig von Zigaretten.
> Ich werde mich von Tag zu Tag besser fühlen.
> Ich spare Geld.
> Ich lebe gesünder.
> Ich rieche nicht mehr nach Rauch.
> Ich belästige meine Umwelt nicht mehr.
> Ich bin frei.

Vor allem: Seien Sie stolz, daß Sie den gesunden Vorsatz in die Tat umgesetzt, daß Sie es geschafft haben! Damit gehören Sie zu den »besseren Kreisen«. Denn dort sinkt nach medizinsoziologischen Untersuchungen die Raucherquote stärker. Je intelligenter die Gruppe, desto weniger wird geraucht. Oder – wie der Soziologe und Epidemiologe Dr. Andreas Mielck sagt: »Bisher haben wir vor allem gebildetere Menschen erreicht, die das Rauchen nicht zur Stütze ihrer Persönlichkeit oder als Fundament ihrer Träume von Freiheit und Abenteuer brauchen.«

6 Auf verschiedenen Wegen zum Erfolg: von der Akupunktur bis zum Zigarettenersatz

Kein Zweifel: auch wenn die Schlußpunktmethode am erfolgreichsten ist, so gibt es doch einige Alternativen. Zum Erfolg führten und führen viele Wege: Von der Atemtherapie über die Schlaftherapie, die transzendentale Meditation und Yoga bis hin zum Zigarettenersatz. Insbesondere Nikotinpflaster unterstützen dabei auch die Abgewöhnungsart, von heute auf morgen per Sofort-Stop zum Exraucher zu werden.

»Ein wesentliches Prinzip systematischer methodischer Raucherentwöhnung lautet, daß der Raucher selbst zum Experten seiner Entwöhnung wird.«
Dr. med. Pàl L. Bölcskei, Nürnberg

Zum Wissen, was in Frage kommt, gehört beim gut informierten Raucher, der von seiner Sucht loskommen möchte, die Kenntnis über die wichtigsten alternativen Methoden.

Vor etwa 20 Jahren wurden erste großangelegte Versuche einer Verhaltenstherapie zum Nichtrauchen durchgeführt. Erhielt die eine Gruppe unangenehme elektrische Schläge beim Zigarettenrauchen, mußten andere ihr tägliches Zigarettenpensum auf das 4fache erhöhen.

Bei ihnen sollte durch die sogenannte Übersättigungstechnik ein bleibender Widerwillen gegen das Rauchen hervorgerufen werden. Solche negativen Übungen wurden auch mit dem Rauchen von 3 Zigaretten unmittelbar hintereinander durchgeführt. Oder Versuchspersonen mußten stets eine angezündete Zigarette in der Hand haben und regelmäßig inhalieren. Hielten sie sich nicht an diese Regel, verloren sie Dollar für Dollar einer eingebrachten Kaution.

Um Geld ging es auch bei einem anderen Versuch. Dabei wetteten die Teilnehmer mit schriftlicher Verpflichtung 10 Mark pro Woche, daß sie eine bestimmte Anzahl von Zigaretten weniger rauchen würden. Hielten sie ihr Versprechen nicht, verfiel der Betrag.

Erfolg erhoffte man sich ferner durch folgende Methode: Man blies durch einen Apparat heiße Luft und Rauch in das Gesicht einer rauchenden Versuchsperson. Sobald sie aufhörte, führte ein Ventilator frische Luft zu.

Bei anderen Versuchen wurden beim Rauchen Übelkeit und Erbrechen mit Hilfe von Tabletten oder Injektionen ausgelöst.

Mediziner, Psychologen, Verhaltenstherapeuten, Wunderheiler, ernsthafte Wissenschaftler und Scharlatane haben viel ausprobiert, um Raucher von ihrem Laster zu befreien. Dissertationen waren diesem Problem gewidmet. Manchmal mit irritierenden Ergebnissen. So empfahl man eine schrittweise Abgewöhnung als am aussichtsreichsten. Allerdings hatte man bei den Tests eine Methode einfach übersehen oder vergessen, die sich weltweit wirklich als die wichtigste, durchschlagendste, langfristig erfolgreichste Methode erwies: die Schlußpunktmethode. Sie war einfach nicht mit überprüft worden.

Keine weist aber eine so hohe Erfolgsquote wie diese totale Stoppmethode auf. Nach einer ZDF-Gesundheitsmagazin-PRAXIS-Auswertung schafften es 76 %

auf diese Weise; andere Berichte sprechen sogar von Erfolgsquoten von über 80 bis zu 90 %.

Doch über 12000 Zuschriften an das Gesundheitsmagazin PRAXIS von langjährigen Exrauchern haben uns gezeigt, daß viele Wege zum Abgewöhnungserfolg führen, viele Methoden von A bis Z, von Akupunktur bis Zigarettenersatz. Unsere Auswertung von 12000 Exraucher-Zuschriften ergab damals:

> Vom Rauchen kamen los:
> 1,3 % durch Wetten,
> 1,5 % durch Hypnose,
> 3 % durch Tabletten,
> 3,5 % schrittweise,
> 4 % durch Akupunktur,
> 4 % durch Film, Fernsehen, Radio,
> 6,7 % durch verschiedene Beschäftigungen.

Mit jeweils 10 Probanden hatten wir auch 5 Methoden speziell getestet: Danach kamen für Monate zumindest einige zum Erfolg durch

> Akupunktur: 7 von 10 Testpersonen,
> Metaphysik: 2 von 10,
> Tabletten: 4 von 10,
> Nichtrauchertraining: 5 von 10,
> Gruppentherapie: 7 von 10.

Also hat jede Methode ihre Kronzeugen, wenn auch mit sehr unterschiedlichen Erfolgsquoten. Trotzdem: Manche(r) kommt mit Alternativmethoden auch zum Ziel, und einige dieser Methoden unterstützen den Schlußpunktweg. Prüfen Sie selbst, was Ihnen am ehesten zusagt.

Akupressur

Leichte Druckmassagen auf bestimmte Punkte sollen helfen, zumindest in der ersten Zeit des Ausstiegs mit den Rückfallversuchungen besser fertig zu werden. So wird beispielsweise empfohlen: »Kneifen Sie zuerst das eine und dann das andere Ohrläppchen mit dem Daumen und dem Zeigefinger fest zusammen und reiben Sie beide Finger dabei dann für etwa 1–2 Minuten gegeneinander, ohne das Ohrläppchen loszulassen.«

Akupunktur

Der Begriff »Akupunktur« ist aus den lateinischen Worten »acus« (die Nadel) und »pungere« (stechen) gebildet worden und kennzeichnet eine alte chinesische Heilmethode. Mit einer oder mehreren in den Körper auf Reizpunkte eingestochenen Nadeln gilt sie in erster Linie der Schmerzbekämpfung, aber auch zur Linderung und Heilung verschiedenster Leiden. Unter anderem wird die Nadelstichmethode auch zur Raucherentwöhnung genutzt (vorzugsweise durch die Ohrakupunktur). Kurzfristige Abstinenzerfolge werden zwischen 40 und 88 % beziffert.

Ein besonders eindrucksvolles Beispiel wird dazu im Kapitel 8 geschildert.

Autogenes Training

Die von dem deutschen Psychiater J. H. Schultz entwickelte Methode konzentrativer Selbstentspannung mit formelhaften Vorsatzbildungen wird auch in der Entwöhnungstherapie von Rauchern angewendet. So berichtet die Abteilung für Medizinische Psychologie und Psychotherapie der Psychiatrischen Universitätsklinik Innsbruck: »Es ist immer wieder in Erfahrung zu bringen, daß Teilnehmer an Seminaren für autogenes Training die Selbsthypnose dieser Technik erfolgreich zur Selbstentwöhnung benützen. Besonders wirksam erweist sich das autogene Training aber dann, wenn es mit einer Gruppentherapie, in der die Nikotinentwöhnung das Leitthema bildet, kombiniert wird.«

Aversionstherapie

Durch Rauchen bis zur Übelkeit, durch Vergällung der Zigaretten mit anderen Geschmacksstoffen oder Bestrafungen bis hin zu einem Elektroschock soll eine Abneigung gegen das Rauchen erzeugt werden.

Bei der negativen Übung muß der Betroffene sehr schnell oder auf bestimmte Zeichen so lange rauchen, bis ihm übel wird. Bei der verdeckten Sensibilisierung soll man sich in Gedanken auf die Vorstellungen von Raucherfolgen wie Lippenkrebs oder Raucherlunge konzentrieren. Bei der Elektroaversion wird beim Rauchen oder bei der Vorstellung vom Rauchen ein leichter elektrischer Schlag gegeben.

Gewarnt wird jedoch, daß besonders die negativen Übungen mit der Gefahr von Herzanfällen bis hin zum Herzinfarkt verbunden sind und deshalb erhebliche Bedenken gegen die Durchführung bestehen.

Entspannungsmethoden

Insbesondere Streßraucher können sich den Abschied von der Zigarette durch Entspannungsmethoden erleichtern, die sie vor oder in kritischen Situationen einsetzen sollen. Neben dem autogenen Training wird die progressive Muskelentspannung nach Jacobsen empfohlen.

Gruppentherapie

Manchen fällt es leichter, sich das Rauchen zusammen mit einer Gruppe abzugewöhnen. Die gegenseitige Verstärkung macht den Verzicht leichter, gibt auch ein

Gefühl der Sicherheit, daß sie nicht durch Entzugserscheinungen geschädigt werden.

Raucherentwöhnungskurse, zu denen man sich wöchentlich oder auch anfangs mehrmals wöchentlich trifft, bieten meist mehrere Methoden in Kombination an: Gemeinsame Übungen, gemeinsamer Erfahrungsaustausch, Atemübungen, autogenes Training, Streßabbau, Muskelentspannung nach Jacobsen, Elemente der Verhaltenstherapie und Motivationsverstärkung, etwa durch Messung des Kohlenmonoxidgehaltes der Atemluft vor und während des Raucherentwöhnungsseminars und die Messung von Lungenfunktionsparametern.

Angeboten werden Gruppentherapien von Krankenkassen, Volkshochschulen, Betrieben, Gesundheitsvereinigungen, Kurkliniken und Sanatorien. Besonders bekannt wurde »Die Bad Nauheimer Raucherentwöhnungstherapie« mit bisher über 25000 Teilnehmern. Dieses Nichtrauchertraining informiert in 11 Tagen über die verschiedenen Möglichkeiten der Nikotinentwöhnung, untersucht Rauchermotive und versucht, durch Verhaltensänderungen zum Schluß mit dem Rauchen zu kommen. Es werden aufklärende Filme gezeigt, Diskussionen geführt und allgemeine und spezielle Anleitungen besonders für Ernährungsweisen und das Verhalten in der ersten Entwöhnungszeit gegeben. Nach Abschluß der Therapie rauchen 70 % der Teilnehmer nicht mehr; die Rückfallquote nach 10 Jahren liegt noch unter 50 %.

Das Trainingsprogramm »Eine Chance für Raucher – Nichtraucher in 10 Wochen« wurde von der Bundeszentrale für gesundheitliche Aufklärung gemeinsam mit dem Max-Planck-Institut für Psychiatrie entwickelt und wird bundesweit angeboten. Die Teilnehmerzahl für 2 bis 6 Seminarabende liegt bei 6 bis 20 Personen. Mit Rauchertagebuch, Strichlisten, dem Einsatz unterschiedlichster Methoden und der positiven Motivationsverstärkung durch die Gruppe werden die Entscheidungsprozesse zum schrittweisen Ausstieg eingeleitet.

Handauflegen

Das ist eine von Suggestivtherapeuten sehr unterschiedlicher Qualität angebotene Methode. Am bekanntesten in Europa wurde wohl der Schweizer Hypnotiseur Hermano Michel (1916–1978). Er legte in den 60er und 70er Jahren jedem Behandlungswilligen seine Hand an dessen rechte oder linke Schläfe und gab an, durch eine vibrierende Bewegung das Nikotinsuchtzentrum (ein an der Hirnoberfläche liegendes, ca. stecknadelgroßes Gebilde) außer Funktion zu setzen. Jeder Behandelte werde dadurch von seinem Laster, dem chronischen Rauchen, befreit und als Nichtraucher die Praxis verlassen, ohne daß von ihm auch nur eine geringe Willensanstrengung gefordert sei. Nach einer Anfangsphase von etwa 10 Tagen, in welcher infolge der noch nicht ausgeschiedenen im Blut verbliebenen Nikotinmenge noch eine gewisse Rückfallgefahr bestehe, sei jeder Behandelte »Nichtraucher in Freiheit«.

Nach einem Bericht der *Schweizer medizinschen Wochenschrift* wurde gebeten, die mitgebrachten Rauchwaren in bereitgestellte »Opferschalen« zu legen. »Sodann lief das Behandlungszeremoniell bei jedem einzelnen in etwa 20 bis 30 Sekunden ab: Hermano saß seinem Klienten gegenüber, Stuhl an Stuhl, Knie an Knie, legte 3 Finger seiner rechten Hand an die Schläfe des Gegenübers. Etwa 5–7 Sekunden lang vibrierte er mit den Fingern eine bestimmte Stelle, während seine andere Hand auf einer Hand des Patienten ruhte. Dann legte er seine beiden Hände einige Sekunden lang auf dessen Brust und strich schließlich einige Male über beide Arme und den Oberkörper, um möglichst viel des im Körper verbliebenen Nikotins auszutreiben. Mit der Überreichung einer

50-Franken-Note verabschiedete sich der behandelte Klient von seinem Heiler.«

Die Psychiatrische Universitätsklinik Zürich befragte 532 Klienten des Handauflegers nach 4 Monaten, 1 Jahr und 5 Jahren. Zwei Drittel der Befragten bestätigten eine subjektiv erlebte Suggestivwirkung im Sinne einer teilweisen oder völligen Abnahme des Rauchbedürfnisses durch die Behandlung. Ergebnis: 4 Monate nach der Behandlung waren 40 %, 1 Jahr nach der Behandlung 32,5 % und 5 Jahre nach der Behandlung 20 % der Behandelten rückfallsfrei.

Den meisten »Wunderheilern« fehlen jedoch jegliche Voraussetzungen zur Behandlung. Ihr Wissen um die körperlichen und psychischen Folgesymptome der Sucht, Abstinenzerscheinungen miteingeschlossen, ist nach wissenschaftlichen Beurteilungen unzureichend.

Homöopathie

Homöopathische Präparate in sehr geringer Dosierung und hoher Potenzierung sollen Reizstoffe für den Organismus bilden nach der homöopathischen Regel: »Ähnliches heilt ähnliches«.

Einzeln oder komibiniert in Mischungen für 4–8 Wochen werden Tropfen oder Spritzen empfohlen, mit deren Hilfe Giftstoffe aus dem Gewebe freigesetzt und die Raucherentwöhnung erreicht werden soll. Aufgeführt werden als Mittel: Robinia pseudoacacia (Scheinakazie), Lobelia inflata (indischer Tabak), Tabacum (Tabak), Nux vomica (Brechnuß), Ignatia (Ignatiasbohne), Plantago (Wegerich).

Hypnose

Als symptomgerichtete Behandlungsmethode wird die Hypnose auch zur Raucherentwöhnung am besten in Kombination mit anderen Therapiemethoden angewendet, durchgeführt sowohl in der Form einmaliger Sitzungen als reine Heterohypnose oder in der »gestuften Aktivhypnose« über mindestens 10 Sitzungen. Dann soll der Betroffene in der Lage sein, selbständige Autohypnosen durchzuführen und in parallelen Gesprächen entwickelte Leitsätze einzusetzen. Wert gelegt wird dabei oft auf positive Suggestionen.

Als Behandlungsdauer wird angegeben: bei den ersten beiden Hypnosen 15 bis 20 Minuten, bei weiteren Hypnosen 10 Minuten. Der Behandlungserfolg werde dann am besten abgesichert, wenn Kontrolluntersuchungen über 3 bis 4 Monate in 1- bis 2wöchigen Abständen durchgeführt werden. Am wichtigsten seien aber die beiden ersten Behandlungstage. Bei einem Patienten, der bereits am ersten Behandlungstag einen Rückfall erleide, lohne es sich so gut wie nie, die Behandlung fortzusetzen. Wer aber die beiden ersten Tage geschafft habe, werde in der Regel zumindest in den nächsten Wochen nicht rückfällig.

Während einige Autoren darauf verweisen, daß etwa 90 % der durch Hypnose Behandelten im ersten Monat rückfallsfrei bleiben und die restlichen 10 % bereits in den ersten beiden Tagen rückfällig werden, blieben nach 5jähriger Beobachtungszeit noch 50 % Nichtraucher. Bei jedem zweiten aller die Behandlung freiwillig aufsuchenden Raucher soll demnach ein Dauererfolg erzielt worden sein. Andere beklagen nur kurzfristige Therapieerfolge.

Gewarnt wird allerdings, sogar regierungsamtlich vom Sozialministerium Baden-Württembergs, daß sich hier »sehr viele Scharlatane tummeln«.

Kaugummi

Nikotinfreie, möglichst zuckerfreie Kaugummis werden zur Ablenkung und als Zigarettenersatz in der ersten Abgewöhnungsphase empfohlen (siehe auch: Nikotinkaugummi).

Medikamente
Drei grundsätzliche medikamentöse Wege kommen zur Raucherentwöhnung in Frage:

- Mittel als Nikotinersatz,
- Mittel, die Chemikalien enthalten, die auf Zigarettenrauch einen unangenehmen Geschmack auslösen und damit jegliche Freude an einer Zigarette vergällen (meistens basierend auf Silbersalz),
- Mittel, die dem Rauchverlangen entgegenwirken (Eukalyptusöl).

Medikamentöse Verfahren, vor wenigen Jahrzehnten noch vielfach propagiert, haben sich mit Ausnahme der Nikotinersatzmittel aber kaum durchgesetzt.

Genannt werden als Nikotinersatz cytisinhaltige Präparate (z.B. Tabex, Atabakko), die Gabe von Lobelin, Haferextrakten oder Silbersalzen, Alpha-Rezeptorenagonisten und verschiedenen Antidepressiva und Anxiolytika. Lobelin-Präparaten oder den anderen viel angepriesenen Entwöhnungsmitteln kommt allerdings nach dem Urteil namhafter Suchtexperten allenfalls die Wirkung von Plazebopräparaten zu.

Das als Hilfsmittel der Raucherentwöhnung gebrauchte Nikotin kann auf verschiedene Weise in den Körper gebracht werden, zum Beispiel in Tabletten oder Kapseln, als Aerosol, in Nasensprays, in nikotinhaltigen Kaugummis oder als Pflaster (siehe auch: Nikotinkaugummi und Nikotinpflaster).

Die Bad Nauheimer Raucherentwöhnungstherapie führt an medikamentösen Nikotinentwöhnungsmitteln auf:

- Aversionstherapie (Nitok-Mundwasser, Ni-Perlen, Insidon, Nitok-Tabletten, AN-Mundwasser),
- Ablenkungsbehandlung (Lutschtabletten, Kaugummi),
- Substitutionstherapie mit Lobelin- oder cytisinhaltigen Präparaten (Unilobilin, Cytotal, Phlemin, Tabex),
- Präparate mit verschiedenen Angriffspunkten (Atabakko aus Pfefferminze, Tanninsäure, Menthol, Aloe, Senna, Vitaminen oder Nicobrevin aus Menthol, Kampfer, Eucalyptus, Chinin, Erdnußöl),
- Sedativa (Atarax, Valium), Bellergal, Klosterfrau Melissengeist.
- Weitere medikamentöse Empfehlungen: Vitamin C, Vitamin-B-Komplex, Asthmazigaretten (sie enthalten weniger Reizstoffe) für das zeitbedingte Ablaufen bestimmter Reflexe beim Rauchen (Paun), Mentholzigaretten.

Natürliche Methoden

Als naturbewußte Abgewöhnungsmethoden werden insbesondere Ernährungsempfehlungen gegeben wie die Apfelkur (20 Äpfel statt 20 Zigaretten) oder eine Rohsaftkur, auch eine Kaukur mit Kalmuswurzel. Diese Ratschläge dürften aber eher als unterstützende Maßnahmen in der ersten zigarettenfreien Zeit in Frage kommen.

Nikotinkaugummi

Zur Unterstützung der Raucherentwöhnung wurde im Dezember 1983 das Nikotinkaugummi (Nicorette, Abb. 24) mit einer Nikotindosis von 2 beziehungsweise 4 mg als Arzneimittel eingeführt, seit dem 1. Januar 1994 in der Einzeldosis von 2 mg auch ohne Rezept in der Apotheke zu kaufen.

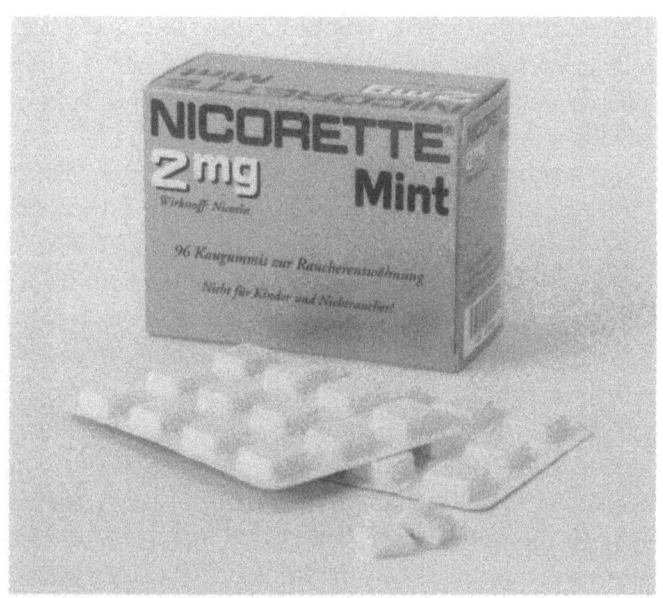

Abb. 24. Das Nikotinkaugummi Nicorette.

Bei normalem »Kauen« sollen innerhalb von 20 Minuten über 90 % des im Gummi enthaltenen Nikotins freigesetzt werden. Damit wird ein Nikotinspiegel erreicht, der dem Rauchen einer halben Zigarette entspricht und damit auch ohne Zigaretten dem nikotinabhängigen Körper das nötige Nikotin zuführt. Durch die Zuführung von Nikotin wird die abhängigkeitstypische Verhaltenskette unterbrochen.

Für den Umstieg von 20 Zigaretten am Tag werden 12 bis 16 der zuckerfreien Kaugummis täglich empfohlen, diese sollen über den Tag verteilt langsam gekaut werden (ca. 30 Minuten lang).

Die Vorteile des Nikotinkaugummis liegen dabei in der individuellen Dosierbarkeit, der langsamen Freisetzung des Nikotins aus der Harzmatrix und vor allem dem

Fehlen giftiger Begleitstoffe des Tabakrauchs. Die Aufnahme von Teer, Kohlenmonoxid und anderen schädlichen Wirkstoffen, die im Rauch enthalten sind, fällt immerhin weg.

Während der ersten 4 bis 6 Wochen empfiehlt sich die regelmäßige Anwendung der Kaugummis bei völligem Verzicht auf das Rauchen. Nach dieser Phase wird die Dosis über die folgenden Wochen langsam bis zu einem durchschnittlichen Tagesverbrauch von 1 bis 2 Stück reduziert bis zum völligen Absetzen nach allerspätestens 3 Monaten. Im Handel sind Packungen mit 36 und 96 Kaugummis (Geschmacksrichtung: Pfefferminz).

Entwickelt wurden die Kaugummis bereits 1967 in Schweden zur Behandlung von U-Boot-Fahrern, die wegen absoluten Rauchverbots unter Nikotinentzugserscheinungen litten. Rund 30 Millionen Raucher in über 30 Ländern sollen sich seitdem erfolgreich rauchfrei gekaut haben – nach insgesamt etwa 70 Untersuchungen.

Doch auch richtiges Kauen will gelernt sein. Ein zu schnelles Kauen läßt den Geschmack zu intensiv werden, kann zu Reizerscheinungen in Mund und Rachen und zu erhöhtem Speichelfluß und Schluckauf führen und manchmal (dosisabhängig, wie beim Rauchen) auch Mattigkeit, Schwindel und Magenbeschwerden auslösen. Allergien auf Hilfsstoffe sind möglich, ebenso Kauprobleme bei Gebißträgern. Zahnprothesenträger können den nikotinhaltigen Kaugummi eigentlich nicht benutzen, und das ständige Kauen wird von vielen Menschen als unästhetisch und abstoßend empfunden. Ein zu kurzes Kauen wiederum setzt nicht genug Nikotin frei.

Nikotinkaugummis dürfen nicht angewandt werden bei: Schwangerschaft und Stillzeit, kurz zurückliegendem Herzinfarkt, Angina pectoris, lebensbedrohlichen Herzrhythmusstörungen. Vorsicht wird angeraten bei Magenschleimhautentzündung sowie Magen- und Darmgeschwüren.

Die Wirksamkeit des Nikotinkaugummis scheint um so größer zu sein, je stärker die körperliche Abhängigkeit von Nikotin ausgeprägt ist. Ein möglicher Nachteil der Nikotingabe wird jedoch in der engen Kopplung von Nikotinspiegel und dem Verlangen nach Nikotinzufuhr gesehen. Als bedenklich angesehen wird auch, daß die Nikotinzufuhr diskontinuierlich ist – während des Essens und während des Schlafs ist sie unterbrochen. Das ständige Kauen kann außerdem zur Überlastung der Kiefergelenke führen.

Nikotinpflaster

Das »Pflaster gegen das Laster«, getragen an unauffälliger Stelle auf der intakten Haut, führt dem Körper als transdermale Nikotinsubstituion das Nikotin zu, das sonst mit dem Zigarettenrauchen aufgenommen wird. Das freigesetzte Nikotin dringt durch die Haut und gelangt in den Blutstrom. Auf diese Weise wird ein gleichmäßiger Nikotin-Blutspiegel wie beim inhalierenden Zigarettenrauchen erreicht. Etwa 2 Drittel des Nikotins werden vom Pflaster in den ersten 12 Stunden und nur ein Drittel in den folgenden zwölf Stunden (Nachtzeit) abgegeben. So wird tagsüber das Rauchverlangen bei korrekter Dosierung wirkungsvoll unterdrückt. Der nächtliche, deutlich geringere Nikotinspiegel ist am nächsten Morgen noch hoch genug, um das Verlangen nach der Morgenzigarette zu beeinflussen.

In der Entwöhnungsphase sonst auftretende körperliche Entzugserscheinungen sollen durch die Verwendung des Nikotinpflasters nicht oder kaum auftreten. Geeignet als Begleittherapie während der ersten Wochen und auch zur Unterstützung der Schlußpunktmethode.

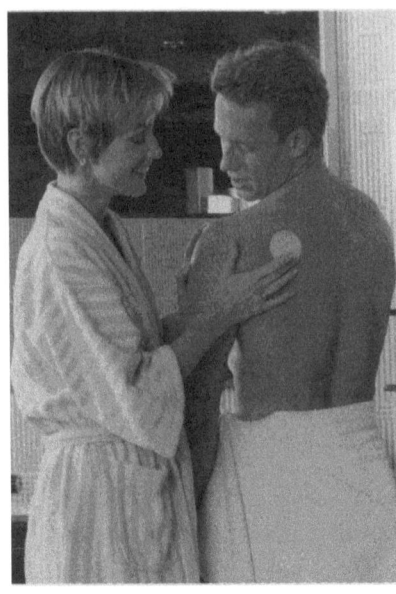

Abb. 25. Das Nikotinpflaster Nikotinell.

Durch den schrittweisen Nikotinentzug gelingt vielen der Ausstieg leichter.

Je nach vorherigem Zigarettenkonsum gibt es 3 unterschiedliche Pflasterstärken (»30« für früheren täglichen Konsum von 30 Zigaretten, »20« für 20 und »10« für 10 Zigaretten). Anwendungsdauer: 6–8 Wochen, bis zu 3 Monaten, wobei die Stärke der Nikotinpflaster bis zum endgültigen Ausstieg reduziert wird. So fällt es dem Betreffenden leichter, den Zigarettenkonsum einzustellen und damit die Inhalation von Tausenden von Schadstoffen zu vermeiden.

Gewarnt wird vor Überdosierungen. Bei Steigerung der Herzschlagfrequenz, des Blutdrucks, Kopfschmerzen, Schwindel, Übelkeit, Schlafstörungen soll das Pflaster sofort entfernt oder die Pflasterdosierung reduziert werden.

Durch Nikotinpflaster allein wird eine Entwöhnung allerdings kaum zu erreichen sein. Hinzu muß entscheidend der feste Wille kommen, sich von der Zigarettensucht zu befreien. Das Nikotinpflaster kann dann wirksam helfen (Abb. 25).

Die Nikotinpflaster sind seit Mitte 1994 rezeptfrei. Im Handel sind: TTS, Handelsnamen: Nicotinell TTS 10/20/30. Nikofrenon 10/20/30; Nikotinpflaster-ratiopharm 30. Der Preis für eine Wochenpackung beträgt je nach Stärke ca. 30 DM; für die 2-Wochen-Packung je nach Stärke ab ca. 57 DM, für die 4-Wochen-Packung je nach Stärke ab ca. 100 DM.

Langfristige Abstinenzraten werden mit etwa 22 % angegeben.

Nikotinersatz-Kombinationstherapie

Eine Nikotinersatztherapie, bei der Nikotinkaugummi und Nikotinpflaster kombiniert werden, ist für die Raucherentwöhnung offenbar wirksamer als die Anwendung nur einer Strategie. So das Ergebnis zweier Studien in Australien und Finnland. Vor allem in Streßsituationen soll durch ein Nikotinpflaster und den zusätzlichen Gebrauch eines nikotinhaltigen Kaugummis ein ausreichend hoher Nikotinspiegel erreicht werden, der helfe, nicht zur Zigarette zu greifen.

Schritt-für-Schritt-Methode

Gewissermaßen nach Fahrplan soll die tägliche Zigarettenmenge gezielt reduziert werden, um langsam den Nullpunkt zu erreichen. Problematisch ist aber, daß sich dadurch die unangenehme Umstellungsphase verlängert. Dadurch erhält der giftgewohnte Organismus einerseits nicht genügend Nikotin, um die Sucht zu befriedigen; andererseits erhält er zuviel Nikotin, was die Stoffwechselumstellung erschwert. Die Erfolge liegen bei etwa einem Drittel der Fälle.

Selbstkontrolle

Das Therapieziel ist nicht die unbedingte Abstinenz, sondern das kontrollierte Rauchen, das bei maximal 5 oder 10 Zigaretten täglich liegt. In Lernschritten, in Etappen soll dieser Erfolg vor allem mit verhaltenstherapeutischen Hilfen erreicht werden wie: Raucherprotokolle, Zugang erschweren, Mengenkontrolle, Zeitgrenzen.

Einerseits läßt sich oft schon durch die Führung einer Strichliste eine eindeutige Zigarettenreduktion erzielen, doch sind das andererseits meist nur kurzfristige Wirkungen, oder die Nikotinabhängigkeit ist nur gering.

Suggestivtherapien

siehe »Autogenes Training« und »Hypnose«.

Verhaltenstherapie

Die Botschaft der Verhaltenstherapie lautet: Was man gelernt hat (in diesem Fall das Rauchen), kann man auch wieder verlernen. Was anerzogen wurde, muß systematisch umtrainiert werden. Das Nichtrauchen muß neu eingeübt werden; das Rauchverhalten bewußt wahrgenommen und verstanden werden.

Schrittweise soll das Verhalten unter Kontrolle gebracht, der Zigarettenkonsum reduziert werden (Abb. 26). Das bedeutet: Man muß lernen, mit typischen Rauchsituationen »ohne Zigaretten« fertig zu werden. Strichlisten oder Raucherentwöhnungskursen, sollen dabei helfen. Dadurch werden die Bedingungen und die Zeitpunkte klar, in denen geraucht wird. Vorratsgebote raten: Stecken Sie nach jeder Zigarette die Schachtel weg. Oder: Wechseln Sie nach jeder Packung die Zigarettenmarke.

Auch Rauchgebote werden für den Anfang empfohlen: Lassen Sie Ihr Feuerzeug oder Ihre Streichhölzer zu Hause und bitten Sie bei jeder Zigarette jemanden um

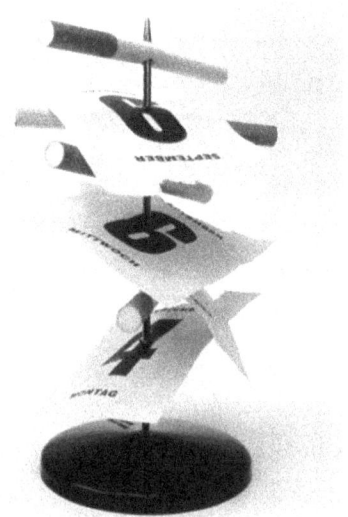

Abb. 26. Schritt für Schritt kommt man dem Ziel näher.

Feuer. Oder: Leeren Sie nach jeder Zigarette den Aschenbecher. Oder: Erst Streichhölzer aus einem anderen Raum holen. Das alles unterbricht den gewohnten automatischen Ablauf des Rauchens. Genauso wie der erschwerte Griff zur Zigarette: Wickeln Sie sie in Papier ein, verschließen Sie sie in einem Kasten.

Als Stufenpläne gelten: Wenn Sie gerade eine Zigarette rauchen wollen, schauen Sie auf die Uhr und warten Sie noch 5 Minuten, bevor Sie eine anzünden. Belohnung: Stecken Sie jeden Tag die Differenz zwischen dem Geldbetrag, den Sie früher verraucht haben, und dem, den Sie jetzt für Zigaretten ausgeben, in eine besondere Sparbüchse.

Am besten, so betonen Verhaltenstherapeuten, hat sich die Kombination mehrerer verhaltenstherapeutischer Methoden in einer sogenannten Multikomponententherapie bewährt. Und besonders bewährt habe sich die

Kombination von Verhaltenstherapie mit Nikotinpflastern.

Zigarettenersatz

»Entschärfte Zigaretten« und »Nikotinfreie Zigaretten« werden seit Jahrzehnten immer wieder angekündigt, manchmal sogar kurzfristig angeboten, konnten sich aus Geschmacksgründen aber allesamt nicht durchsetzen.

Beispielsweise wurde Anfang der 70er Jahre gemeldet: »Der synthetische Tabak kommt.« Mit allen Vorteilen des Naturtabaks, mit seiner Farbe und seinem Geschmack – nur nicht aus Tabak. Eine Hoffnung, die platzte.

Seit Anfang der 90er Jahre sind ein Nikotinnasenspray und ein Vernebler zum oralen Gebrauch in Erprobung, die ebenfalls Vorteile für starke Raucher bieten sollen. Angeblich garantieren sie eine schnelle Freigabe des Nikotins, weisen aber auch einige schädigende Nebenwirkungen auf (u.a. Nasen- und Rachenreizungen, laufende Nase, wäßrige Augen, Husten).

Gleichzeitig entwickelt Reynolds Tobacco eine Zigarette, die weder Rauch noch Asche erzeugt (»Eclipse«). Diese Zigarette wird nicht mehr verbrannt, sondern erhitzt. Beim Zug an der Eclipse zieht heiße Luft durch eine Tabak-Glyzerin-Mischung. Die Dämpfe des Glyzerins transportieren den Tabakgeschmack und das Nikotin, was der Raucher gefiltert genießen soll.

Neueste Ankündigungen preisen als »Zigarette der Zukunft« Glimmstengel mit Mikrochip, Batterien und Sensoren. Philip-Morris-Forscher arbeiten an einer Zigarette, die Nikotin nicht mehr verbrennt, sondern nur erhitzt. Nur der »Raucher« inhaliert dann die Droge.

Berichtet wird von einem Patent aus dem Jahre 1991, dessen Zigarette aus 10 einzeln erhitzten Patronen besteht. Ist eine nach einmaligem Inhalieren verbraucht, muß der Benutzer mit einem kleinen Knopf umständlich die nächste Kammer wählen und anschalten. Dann wurden kleine druckempfindliche Sensoren eingebaut, die auf leichtes Zusammenpressen der Lippen reagierten und die »Nikotinheizung« rechtzeitig anschalteten. Jetzt experimentiert man auch mit auswechselbaren Einmal-Mundstücken. Eine Variante: die »Ziehgarette« wird am Aschenbecher wieder aufgeladen.

Bei einem »Iontophoretischen Zigarettenersatz« (von Julian Henley) fließt Strom mit minimaler Spannung durch ein mit Nikotin bestrichenes Mundstück. Die Droge wird dann über die Schleimhäute der Lippen aufgenommen.

Wenige Beispiele für viele Versuche, Zigaretten auf den Markt zu bringen, die das Nikotinbedürfnis der Raucher weiter befriedigen und geschmacklich ein gleichwertiger Ersatz für die heutigen Zigaretten sind, doch scheint das eine unendliche Entwicklungsgeschichte ohne Happy-End zu sein.

Der Raucher von heute kann auf solche Ankündigungen jedenfalls wenig geben. Für ihn oder sie, die vom gefährlichen Rauchen loskommen möchten, gilt letztlich nur die Feststellung von Professor Dr. med. Klaus Opitz vom Institut für Pharmakologie und Toxikologie der Universität Münster: »Die tabakrauchbedingten Krankheiten können nur dadurch verhütet werden, daß nicht mehr geraucht wird.«

7 Das Anti-Rückfall-Programm

Jeder, der sich entschlossen hat, das Rauchen aufzugeben, sollte sich darüber im klaren sein: Die Verführer sind unter uns. Und: die Versuchung ist groß. Je besser man sich darauf einstellt, je genauer man darauf vorbereitet ist, desto größer sind die Aussichten, daß man den Ausstieg ohne Rückfall schafft.

Der berühmteste Kronzeuge für den permanten Rückfall ist zweifellos Mark Twain, der amerikanische Humorist. Sein Bonmot diente Millionen als Ausrede, gar nicht erst mit dem Aufhören anzufangen: »Sich das Rauchen abzugewöhnen ist ganz leicht; ich habe das schon tausendmal gemacht.«

Tatsache ist: Nicht jeder kommt schon beim ersten Versuch von der Zigarette los. Und über die Zahl der Rückfälligen gibt es sehr unterschiedliche Angaben. Behauptet wird:

> »50 % der Raucher möchten Schluß mit dem Rauchen machen; 15 % schaffen es auch langfristig.«
> »Etwa 40 % der Raucher versuchen, das Rauchen aufzugeben, rund jeder fünfte wird wieder rückfällig.«
> »Rund 2 Drittel der Aufhörwilligen werfen innerhalb von 3 Monaten das Handtuch.«

> »Etwa 80 % entwöhnte Rauchern werden innerhalb eines Jahres rückfällig.«
> »Die Erfolgsrate kurzfristiger Abstinenzversuche liegt bei 80 %, langfristig liegen die Ergebnisse bei 10 bis 15 %.«
> »60 % der Raucher haben schon einen (gescheiterten) Entwöhnungsversuch hinter sich; 40 % haben bereits mehrere Male vergeblich versucht, von ihrem gesundheitsschädlichen Laster loszukommen.«
> »Nur 15 % all derer, die das Rauchen aufzugeben versuchen, tun es für immer.«
> »Die niedrigste Rückfallquote haben ehemalige Raucher, die sich allein und ohne Hilfestellung von der Nikotinsucht befreiten: Nur 5 % von ihnen scheitern.«

Zahlen hin, Zahlen her: Wenn sie so unterschiedlich sind, vergessen Sie sie am besten. Und nehmen Sie sich fest vor: »Ich werde jedenfalls nicht schwach. Ich lasse mich nicht verführen. Ich bleibe stark.«

Stellen Sie sich darauf ein, was Ihnen sehr wahrscheinlich passieren wird: Erwarten Sie, daß Raucher sich ein Vergnügen daraus machen werden, Ihnen eine Zigarette anzubieten.

Keine Frage: Für einen Rückfall gibt es viele Helfer, viele Versuchungen. Tagtäglich werden einem Zigaretten angeboten werden. Typisch dafür der Erfahrungsbericht des Reporters Fritz Priebe, der 2 Tagen nach seinem Ausstieg meldete: »Um 9 Uhr bin ich in der Redaktion. Schon feixt die Sekretärin: › Gebt ihm doch mal 'ne Zigarette. ‹ Ich muß mich beherrschen, um nicht ausfallend zu werden.«

Bittet man in einer schwachen Minute gar selbst um eine Zigarette, wird einem fast jeder Raucher eilfertig einen Glimmstengel anbieten, auch wenn man weiß, daß

Sie sich gerade das Rauchen abgewöhnen. Stellen Sie sich deshalb auf diese Situationen ein, überlegen Sie vorher bereits Ihre Antworten, Ihre Reaktionen, Ihr Verhalten.

Auf die Frage: »Möchten Sie eine?« könnten Sie kurz und bündig und freundlich antworten:

»Nein danke, ich rauche nicht mehr.«

Sie könnten auch hinzufügen, wenn Ihnen das wiederholt passiert:

»Bieten Sie mir bitte keine Zigarette mehr an. Ich bin und bleibe Nichtraucher.«

»Bitte, bringen Sie mich nicht in Versuchung!«

Sie können sich natürlich auch witzige oder zynische Antworten einfallen lassen und sie je nach Situation anwenden. Etwa:

»Nein danke, ich bin doch vernünftig geworden.«
»Nein danke, ich will doch mein Leben nicht verrauchen.«
»Nein danke, ich nehme die Warnungen der Mediziner ernst.«
»Danke, ich will keinen Lungenkrebs/keinen Herzinfarkt bekommen.«

Eine Alternative wäre auch das Gegenfragen-Programm. Etwa mit Fragen wie diesen:

»Warum rauchen Sie immer noch?«
»Haben Sie keine Angst vor den Folgen?«
»Haben Sie zu viel Geld?«
»Wieviel rauchen Sie denn täglich?«

Wichtig ist vor allem, sich auf besondere Rückfallgefahren einzustellen, auf Situationen, in denen man vorher automatisch zur Zigarette griff.

- Wenn eine Tasse Kaffee getrunken wurde,
- wenn man mit dem Essen fertig war,
- wenn man sich besonders geärgert hatte,
- wenn man unter Druck geriet,
- wenn Streß an den Nerven zerrte,
- wenn man unruhig oder ungeduldig wurde,
- wenn man auf jemanden warten mußte.

Die größte Rückfallgefahr droht nach Untersuchungen der amerikanischen Psychologen Saul Shiffman und Dr. Murray E. Jarvik:

- Wenn man Alkohol trinkt, besonders in Gesellschaft von Rauchern;
- nach dem Essen, bei Streß und Frustation während der Arbeit, in Perioden der Langeweile, bei seelischer Bedrückung.

Ergänzt werden diese Hinweise durch 4 Strategie-Empfehlungen gegen den Rückfall:

- Die *Vermeidungsstrategie*: Alle Situationen vermeiden wie Partys, Einladungen bei Rauchern, bei denen die Rauchversuchung erfahrungsgemäß besonders groß ist. Wenn Sie gewohnt waren, sich nach dem Essen gleich eine Zigarette anzuzünden, stehen Sie jetzt vorerst sofort vom Tisch auf.
- Die *Ausweichstrategie*: Wenn das Verlangen besonders groß wird, ziehen Sie sich kurzfristig für ein paar Miunuten zurück, suchen Sie buchstäblich einen Ausweg. Da das Verlangen fast anfallsweise nur für kurze Zeit auftritt, überwindet man damit die gefährliche Zeit.
- Die *Ablenkungsstrategie*: Kann man im Augenblick nicht ausweichen, etwa am Steuer eines Autos, Ge-

danken gezielt auf etwas anderes richten: auf ein Vorhaben, ein Problem, einen verlockenden Gedanken, eine schöne Erinnerung. Oder Sie lenken sich durch ein Kaugummi oder ähnliches ab, stellen sich ein negatives Bild vor, etwa eine teergeschwärzte Lunge.

Die *Aufschubstrategie*: Warten Sie, wenn das Verlangen Sie überfällt, 5 Minuten. »Man sagt leichter für 5 Minuten nein als für immer« (Saul Shiffman). So wie es auch im Programm der Anonymen Alkoholiker heißt: »Ich trinke das nächste Glas erst morgen.« In den 5 Minuten überwindet man aber meistens das Verlangen.

Sehr hilfreich ist, sich für diese Augenblicke höchster Rückfallgefahr ein Kennwort, ein Schlüsselwort, eine Durchhalteparole vorzunehmen, sich vorzusagen. Das hält einen zurück. Etwa das Wort »STOP«. Oder »No!« Oder man macht in diesen Momenten bewußt den Streß-Kontrolltest, man überprüft: Sind die Schultern hochgezogen, ist das Gesicht angespannt, ist die Haltung verkrampft? Läßt man dann die Schultern bewußt fallen, entspannt das Gesicht, lockert die Haltung, hat man ein Anti-Streß-Programm erfolgreich angewendet.

Sehr empfohlen werden auch Kurzpausen, eine Atempause:

Eine Minute sehr bewußt ruhig ein- und ausatmen, sich auf den Atem konzentrieren – zur Vorsatzformel: »Ich bin ganz ruhig, ganz entspannt. Ich brauche nicht mehr zu rauchen. Ich fühle mich so viel wohler. Ich will und werde nicht mehr rauchen!«

Oder: Wenn Sie schwach werden, atmen Sie nur ein paarmal tief durch, zünden Sie ein Streichholz an und blasen es dann langsam aus. Drücken Sie es in einen Aschenbecher, wie Sie eine Zigarette ausdrücken würden.

Die Zigarettenindustrie schreckt natürlich vor nichts zurück, um zum Rauchen zu überreden, um Raucher zu gewinnen oder zurückzugewinnen. Schließlich geht es ja um Millionengewinne, um Dividenden, Zinsen, Erträge. Raucher und Exraucher sollten sich das immer einmal wieder klar machen und Werbung daraufhin kritisch bewerten. Etwa die Anzeige: »Das Schönste an der Versuchung ist, ihr nachzugeben.« Ja, dann klingelt die Kasse der Zigarettenindustrie wieder. Deshalb wird auch zum Rückfall gelockt, gefordert: »Test it!« Teste es, prüfe es. Probier's aus. Doch Vorsicht: Wer der Versuchung nachgibt, auch nur ein einziges Mal, wird leicht rückfällig. Deshalb:

> Seien Sie sich der Gefahr bewußt. Werden Sie nicht schwach, werden Sie nicht rückfällig, sagen Sie: »Nein, danke!«, wenn Ihnen jemand wieder Zigaretten anbietet.

Doch wenn Sie rückfällig werden, ist das auch noch kein Grund zum Verzweifeln. Viele der erfolgreichen Exraucher haben es auch erst bei ihrem zweiten oder dritten Versuch geschafft. Mehrere Untersuchungen haben ergeben, daß manche Raucher erst mehrere Anläufe bis zum endgültigen Erfolg brauchten. So gesehen geht der Exraucherphase eine Phase der Problematisierung voraus mit der Demonstration der Unabhängigkeit vom Rauchen, von ersten spielerischen bis hin zu ernsthaften Entwöhnungsversuchen. Dann aber wird der endgültige Schlußstrich gezogen.

Sollten Sie trotz aller guten Vorsätze doch rückfällig werden, beachten Sie die 10 Tips der Bundeszentrale für gesundheitliche Aufklärung zum gebremsten Rauchverhalten:

- Schränken Sie das Rauchen auf maximal 10 Zigaretten pro Tag ein.
- Nehmen Sie nie Streichhölzer oder Feuerzeug mit.
- Rauchen Sie nie auf der Straße oder während der Arbeit.
- Lehnen Sie angebotene Zigaretten ab.
- Rauchen Sie Ihre Zigarette nur zur Hälfte. Denken Sie daran, daß der Nikotin- und Teergehalt vom 1. bis zum 9. Zug um etwa auf das 5fache steigt.
- Orientieren Sie sich an den Testberichten und wählen Sie eine Zigarettensorte mit einem niedrigen Nikotin- und Teergehalt im Rauch.
- Kaufen Sie erst wieder Zigaretten, wenn die alte Packung leer ist.
- Stellen Sie keine Aschenbecher in Arbeits- und Wohnräume.
- Das Rauchen vor oder kurz nach den Mahlzeiten stört die Verdauungstätigkeit des Magens und sollte deshalb unterlassen werden.
- Rauchen Sie nicht in Gegenwart von Nichtrauchern.

Dazu noch ein wichtiger Hinweis: Je hastiger Sie rauchen, je mehr Züge Sie von einer Zigarette rauchen, desto gefährlicher die Wirkung. Die Anzahl und die Tiefe der Züge ist entscheidend. Oder – wie die Zeitschrift *Medical Tribune* es formulierte: »Die vermeintlich leichteste Zigarette wird schon dann zum veritablen Sargnagel, wenn sie nur entsprechend hastig geraucht wird.« Was durch einen wissenschaftlichen Versuch in Amerika bewiesen wurde. Wurden bei 6 Zügen 13 mg Teer freigesetzt, waren es bei 14 Zügen bereits 31 mg. Der Ratschlag, Zigaretten nur bis zur Hälfte zu rauchen, ist zwar kostspielig, wenn man an das Geld denkt, aus gesundheitlicher Sicht aber auf alle Fälle vernünftiger. Wer seine

Zigarette hastig bis zum letzten Zug raucht, erhöht das Risiko erheblich.

Doch das sind nur Gebote für den Notfall, vielleicht für den Übergang. Besser ist: Sie machen ein für alle Mal Schluß mit dem gefährlichen Rauchen. Mit jedem neuen Versuch fällt es leichter. Sie kennen die Klippen, Schwierigkeiten, Probleme, Verführungen, Gefahrenpunkte. Analysieren Sie deshalb in einer ruhigen Stunde genau die Gründe für den Rückfall. Entwickeln Sie daraus ein persönliches Anti-Rückfall-Strategie-Programm. Ein neuer Anfang kann dann wirklich den Anfang vom Ende des Rauchens bedeuten.

Ein psychologischer Rat empfiehlt beispielsweise: »Wenn Sie rückfällig werden, rechnen Sie sich die Zahl der Zigaretten vor, die Sie *nicht* geraucht haben. Dann stellen Sie sich die Frage: Soll ich es etwa zulassen, daß ein einziger kleiner Ausrutscher diesen langen, hart erkämpften Rekord wieder zunichte macht?«

Das verdeutlicht auf besonders eindrucksvolle Weise auch die Erfahrung von Siegfried L. aus Untermeiselstein. Er, der 1978 täglich zwischen 20 und 30 Zigaretten geraucht hatte, machte mit dem Rauchen zur Geburt seines Sohnes Schluß. Er wollte sein Kind nicht durch seine Sucht gefährden. 4, 5 Wochen ging's relativ gut. Doch dann, so schildert er: »Dann habe ich wirklich einen Entzug gehabt. Ich wurde sehr aggressiv, bekam Gewichtsprobleme, nahm massiv zu, hatte statt Kleidergröße 46/48 plötzlich Größe 50 (jetzt habe ich das alte Gewicht wieder).« Es traten also genau die Abstinenzerscheinungen ein, die erwartet werden können: Unrast, Reizbarkeit, Verstimmung, zwanghaftes Rauchverlangen, Hunger und Gewichtszunahme und die Unfähigkeit, bestimmte Situationen (Streß) ohne die gewohnte Hilfe des nikotinhaltigen Rauchs durchzustehen. Folge: »Ich habe mir dann nach 6, 7 Wochen einfach, weil ich's nicht mehr ausgehalten habe, nachts auf dem Balkon eine Zigarette angesteckt. Dabei habe ich so fürchterlich inhaliert, daß es mir richtiggehend schlecht geworden ist. Und damit war es Schluß gewesen. Ich rauche seitdem nicht mehr.« Also ein Rückfall, besiegt durch eine einzige Zigarette.

8 Wie andere es geschafft haben: erfolgreiche Aussteiger berichten

Millionen beweisen: Es ist gar nicht so schwer, mit dem Rauchen aufzuhören. Von heute auf morgen. Schrittweise. Mit Tricks. Ohne Tricks. Auf die unterschiedlichste Weise. Aus den verschiedensten Gründen. Unterstützt durch Experten. Alleine. Mit dem Erfolg: es geht ihnen heute besser als vorher.

12000 Exraucher haben dem ZDF-Gesundheitsmagazin PRAXIS vor Jahren berichtet, wie sie es geschafft haben, was sie zum Ausstieg veranlaßt hat, was ihnen geholfen hat; wie sie mit Schwierigkeiten fertig geworden sind.

Profitieren Sie von diesen und anderen Erfahrungen, von den Bekenntnissen unbekannter und bekannter Exraucher.

Überzeugende Gründe

»Der Entschluß, jetzt wollen wir ein Baby, veranlaßte mich, von einem Tag zum andern mit dem Rauchen aufzuhören.«
Karin H., Buxtehude

»Als ich schwanger wurde, haben mein Mann und ich mit dem Rauchen aufgehört. Es darf bei uns nicht mehr geraucht werden, damit die Luft in der Wohnung für das Kind sauber bleibt.«
Yvonne B., Freiburg

»Nach mehrwöchigem ›Ringen‹, wobei der Lungenkrebstod meines Vaters, eines ehemals starken Rauchers, mitspielte, wurde der Entschluß in die Tat umgesetzt. Heute problemloser Nichtraucher.«
Wolfgang H., Köln

»Als innerhalb eines Vierteljahres fünf Herren meines Mitarbeiter- und Bekanntenkreises elend an Lungenkrebs starben (Alter zwischen 40 und 60 Jahren), stellte ich mich geistig darauf ein, Zigaretten als lebensverkürzende, ekelhafte Giftträger zu sehen, und wurde – nach 40 Jahren – von einem Tag zum anderen Nichtraucher!«
Herbert S., Bad Harzburg

»Als bei mir ein Herzfehler diagnostiziert wurde – mit höherem Risiko durch Rauchen – hörte ich sofort auf, ohne die letzte halbe Packung wegzuwerfen oder zu verschenken. Sie erinnert mich noch heute an die alte Last.«
Christel B., Wiesbaden

»Ich gewöhnte mir das Rauchen ab, als ich einen Mann kennenlernte, dem man seinen Kehlkopf und einiges mehr entfernt hatte, weil er durch Rauchen Krebs bekommen hatte. Es war außerordentlich schockierend, das zu sehen und zu hören. Mein Sohn war zu dieser Zeit 12 Jahre alt. Einige Zeit später hörte ich ihn zu einem seiner Freunde sagen: ich werde nicht rauchen – mein Vater und meine Mutter rauchen auch nicht. So ist es bis heute geblieben. Mein Sohn ist nun fast 18 Jahre und weiterhin Nichtraucher.«

Heinz K., Hamburg

»Jede Frau sollte sich einmal Raucherinnen im fortgeschrittenen Alter anschauen. Die Haut ist grau, wirkt schlecht durchblutet. Die grauen Gesichter schrecken ab. Und welche Frau möchte mit 50 Jahren schon röcheln wie eine Asthmakranke?«

Karin B., Bergisch Gladbach

»Wir feierten Silvester, als morgens um 4 Uhr unser Freund plötzlich umfiel und starb – mit 40 Jahren. Das hat mir so einen Schock versetzt, daß ich spontan sagte, nun tue ich etwas für meine Gesundheit und höre auf zu rauchen.«

Iris N., Essen

»Im Dezember 75 habe ich erfahren, daß ich Kehlkopfkrebs habe. Aufgrund dieser niederschmetternden Diagnose hörte ich sofort mit dem Rauchen auf, leider zu spät. Leider habe ich trotz Husten und Heiserkeit, die mich schon längere Zeit begleiteten, zu viel Zeit vergeudet, bevor ich zum Facharzt ging. So mußte im darauffolgenden Februar eine Kehlkopf-Totaloperation durchgeführt werden.«

Alfred K., Oberbiel

»Ich habe von heute auf morgen aufgehört, als unser einziges Kind an Krebs starb. Fühle mich ohne Nikotin wohler.«

Klaus K., Wipperfürth

»Anläßlich eines Klinikaufenthaltes wurde ich mit einigen Krebskranken (Mundkrebs, Zungenkrebs) kon-

frontiert. Der Anblick und das Elend dieser Leute haben mich derart beeindruckt, daß ich mir eisern vornahm, sofort das Rauchen einzustellen. Die Kranken waren nämlich alle starke Raucher gewesen, und man führte ihr Leiden vorwiegend darauf zurück. Es ist mir heute schleierhaft, daß ich mir einbildete, ohne »Stinkbolzen« nicht auskommen zu können.«
Karl-Achim H., Kamp-Lintfort

»Ich fand mich in einer Kongreßvorbereitung plötzlich auf der Intensivstation wieder mit einem Verdacht auf Koronarinsult. Dann habe ich das Rauchen natürlich gelassen. Das war der Schuß vor den Bug. Weil ich kollabiert bin. Nur Kaffee getrunken, ganz furchtbar viel geraucht hatte. Bestimmt 50 Zigaretten. Dann habe ich das Rauchen aber gelassen.
Prof. Dr. W., Universitätsklinik Eppendorf, Hamburg

»Grund für's Aufhören: mein Mann, der ein halbes Jahr vorher das Rauchen aufgegeben hatte, konnte mich buchstäblich › nicht mehr riechen‹. Das gipfelte darin, daß er mich von seiner Bettkante verstieß. Ab sofort ließ ich die Zigaretten liegen. Seitdem gibt es keine Probleme mehr!«
Gisela B., Tönisvorst

»Ich habe als Leiter einer Werbeabteilung einen Assistenten gehabt, der als starker Raucher von heute auf morgen das Rauchen aufgab. Da habe ich meine gerade angebrochene Schachtel Zigaretten genommen und mit dem Text › Meine letzte Schachtel‹ an die Wand geheftet. Als Chef mußte ich ja zu meinem Wort stehen. Außerdem konnte ich bei Besuchern in meinem Büro mit Hinweis auf diese Schachtel jede Zigarette ablehnen. Dieser sport-

liche Ehrgeiz wurde zu Hause durch meine Frau unterstützt, die dadurch mit mir zusammen das Rauchen aufgab. Das war vor 8 Jahren.«
Wolfram G., Bonn

»Jedesmal wenn meine Mutter sich eine Zigarette angesteckt hat, ist mein Bruder aus dem Raum gegangen und hat sie somit vor die Wahl gestellt: was ist Dir lieber, die Anwesenheit Deines Sohnes oder Deine Raucherei? Nach einer gewissen Zeit konnte es meine Mutter nicht mehr aushalten, denn schon viele Feste wurden so gestört. Nach 30 Jahren gab sie das Rauchen auf.«
Karin P., Gütersloh

»Ich habe nach 18 Jahren von einem zum anderen Tag mit dem Rauchen aufgehört. Grund, mein Schwager erkrankte an Bronchialkrebs. Er verstarb Ende 1977.«
Anni K., Frankfurt

»Ich war Kettenraucher. Aufgegeben habe ich das Rauchen nach einer 12stündigen Feier mit einem Zigarettenkonsum von schätzungsweise 100 Stück innerhalb von 18 Stunden. Am nächsten Tag war ich so krank, daß ich mir und meiner Familie schwor, nie wieder zu rauchen.«
Heinz G., Löhne

»Mein Mann und ich haben vor 5 Jahren das Rauchen aufgegeben, um unserer 10jährigen Tochter kein schlechtes Beispiel zu geben. Ein weiterer Grund war, daß mein Vater an Lungenkrebs gestorben ist und ich seine letzten Wochen miterlebt habe.«
Maja H., Düsseldorf

»Ich habe als 19jähriger von heute auf morgen mit dem Rauchen aufgehört, als ich erfuhr, daß mein Vater Raucherbeine hat und ihm kostspielige Operationen bevorstanden.«
Elke L., Hamburg

»Mein Grund: es ärgerte mich, von den Zigaretten abhängig zu sein. Erfolg: 8 Jahre Nichtraucher!«
Gisela L., München

»Die von Ihnen in einer PRAXIS-Sendung gezeigte Demonstration einer schlecht durchbluteten Hand während eines Lungenzuges beeindruckte meinen Mann und mich so sehr, daß wir beide die erst halbgerauchte Zigarette nicht mehr weiterrauchen konnten. Seit damals haben wir nicht mehr geraucht.«
Günter und Sieglinde J., Gladbeck

»Nachdem ich 12 Jahre lang täglich ca. 15–20 Zigaretten geraucht habe, ist es mir durch den Willen meiner 4jährigen Tochter Nicole gelungen, von heute auf morgen mit dem Rauchen aufzuhören. Sie hörte nämlich von heute auf morgen mit dem Fingerlutschen auf, nachdem ich sie des öfteren auf die Folgen aufmerksam gemacht hatte. Diese Willenskraft des Kindes gab mir zu denken, und ich sagte mir, wenn ein Kind von 4 Jahren sofort aufhören kann zu nuckeln, dann wird es wohl für eine 29jährige Ehefrau und Mutter von 2 Kindern ein leichtes sein, mit dem Rauchen aufzuhören. Aufgerüttelt von dem starken Willen und der Standfestigkeit des kleinen Kindes habe ich dann vom 15.12.1977 bis zum heutigen Tag keine Zigarette mehr angerührt.«
Ursula W., Freudenberg

»Ich renovierte meine Wohnung und mußte nach dem Anstrich meine offene Bücherwand in Schleiflack mit ca. 20 m offenen Regalen säubern. Ich habe an dieser Wand mehr als 9 Stunden arbeiten müssen, um den Film vom Rauchen vom Holz zu entfernen. Dieser Film mußte also auch auf meiner Lunge liegen. Der Anblick war entsetzlich. Aus diesem plötzlichen Ekelgefühl hinaus, habe ich von Stund an keine Zigaretten mehr geraucht.«
Sigrid S., Düsseldorf

»Ich habe mir nochmals alle negativen Auswirkungen des Rauchens vor Augen geführt, dann plötzlich fiel das Wort SCHLUSS! Seit diesem Moment habe ich nicht mehr geraucht.«
Heinz H., Neuwied

»Ich habe den Umstand genutzt, daß ich mir meinen Meniskus entfernen ließ und ich durch den Klinikaufenthalt ohnehin 2 Tage nicht rauchen konnte. Dann habe ich diese Phase verlängert. Ich hatte mir das vorgenommen, so etwa 10 Tage vorher, daß das eigentlich der Anhaltspunkt sein könnte, so etwas zu packen.«
Professor Dr. U. B., Düsseldorf

»Ich habe sehr viel geraucht, mindestens 40 Zigaretten am Tag, eher mehr. Und wenn dann irgendwelche Feste waren, dann sind es schon mal 60 geworden. Aber als ich vor 6, 7 Jahren in eine neue Wohnung umgezogen bin, habe ich gedacht, die verstänkere ich mir nicht. Ich hab dann auf irgendeinen guten Tag gewartet, und dann ist es gegangen. Ohne Entzugserscheinungen. Das war ganz einfach und wunderbar. Ich hatte vorher den typischen Raucherhusten. Und der war dann, nachdem ich aufgehört hatte, von einem auf den anderen Tag weg. Mein Schwager, der Arzt ist, wundert sich, das hat er

überhaupt nicht begreifen können, daß das so schnell ging. Aber mir tat's gut. Ich fühle mich wohl. Und bin sehr froh. – Ich habe keinen Trick angewandt, überhaupt nichts. Ehrlich gesagt: das hatte ich mir selbst gar nicht zugetraut. Ich habe mir nur gesagt, ich darf jetzt nie die anderen tyrannisieren. Wenn jemand zu mir kommt, der darf rauchen. Ich riech's jetzt gerne. Was ich vorher überhaupt nicht mehr gemocht habe. Und ich tu mir auch nicht leid; ich freu' mich, daß ich das geschafft habe. Ich ärgere mich nur, daß ich das nicht schon früher gemacht habe, denn ich leide unter Osteoporose. Und das Rauchen hat das bestimmt sehr viel beeinflußt. Davon bin ich überzeugt, daß das Rauchen sehr viel Schuld daran hat.«
Erika M., München

»Vor 3 Jahren hatte ich den ersten Angina-pectoris-Anfall. Der Arzt machte mir klar, daß ich sofort mit dem Rauchen aufhören müßte. Aber die Sucht war zu groß. Von nun an rauchte ich heimlich auf der Toilette, im Keller, in der Heizung, manchmal so hastig, daß mir vom schnellen Inhalieren schwindlig wurde. Das ging so weiter, bis ich den zweiten Angina-pectoris-Anfall hatte. Dieses Mal litt ich so, daß ich den Anfall nicht vergessen werde. Der Schmerz zog in die Arme, als ob man mir die Adern mit einer Zange herausziehen wollte. Auch die nächsten Tage hatte ich Steine auf der Brust, mein Gesicht war grau. Früher hatte ich alles im Laufschritt erledigt, jetzt schleppte ich mich nur herum. In der Zeit hatte ich einen Traum: ich sah meinen eigenen Grabstein, Elfriede Petrovic stand darauf, das E war rund, das P geschwungen. Nicht zuletzt dieser Traum hat mich zu dem Entschluß gebracht, mein Leben zu ändern. Statt zigarettenbin ich jetzt frischluftsüchtig. Seit ich nicht mehr rauche, bewege ich mich mehr. Ich gehe fast jeden Abend spazieren, ich schwimme wieder und will mit Jazzgymnastik anfangen, um der Belastung durch Betrieb und Haushalt etwas entgegenzusetzen. Zugenommen habe ich nicht. Das liegt wahrscheinlich daran, daß wir gesund essen, viel Salat und Gemüse, wenig Fett. Manchmal an einem besonders harten Tag kaue ich noch auf einem Kaugummi oder auf einem Keks herum. Wenn man mir eine Zigarette anbietet, muß ich immer schnell wegschauen. Aber weil ich fühle, daß es mir wesentlich besser geht, werde ich bei meinem Entschluß bleiben.«

Elfriede P., Maintal*

Die letzte Zigarette

»Bei unserer Verlobung machten wir aus, daß wir vor dem Standesamt die letzte Zigarette rauchen wollten. Das war am 26.10.1973. Seitdem rauchen wir nicht mehr. Bis zum Hochzeitstag hatten wir gut und gerne jeden Tag zusammen bis 50 Zigaretten geraucht.«

Rainer und Birgit G., Münster

»Ich habe abrupt am Silvesterabend um 24 Uhr aufgehört – mit großem Zeremonien-Gehabe habe ich die übrig gebliebenen Zigaretten verbrannt.«

Hans W., Bielefeld

»Ich war Polizist und rauchte rund um die Uhr. Als ich in Pension ging, sagte ich morgens nach dem Kaffeetrinken: Dieses ist meine letzte Zigarette. Ich rauchte sie nur noch halb auf, dann schmiß ich sie weg. Es war und blieb die letzte.«

Gottfried S., Legote

»Das Datum, an dem ich das Rauchen aufgegeben habe, kommt nach meinem Geburtstag und dem Hochzeitsdatum an dritter Stelle, der 28. August 1963.«
Horst W., Neuenbürg

»Ich habe am 11.9. 11.11 Uhr im Jahre 1971 das Rauchen eingestellt – zu diesem vorher festgelegten Termin. Drei Wochen vorher stellte sich schon so ein regelrechter Widerwille ein, daß ich am Stichtag um 11.11 Uhr richtiggehend froh war, den letzten Glimmstengel auszudrücken.

Ich bin seit dieser Minute nicht mehr rückfällig geworden. Alle vorher ausprobierten Verfahren (langsame Zigarettenabnahme, heroische Abstinenz) schlugen fehl.«
Harald S., Battenberg

»Anmeldung eines neuen Autos – neues Nummernschild – letzte Zigarette.«
Herbert B., Bad Harzburg

»Es war zum Lehrgangsabschluß als Sportpistolenschütze, als mir der Sportlehrer sagte, daß sich das Rauchen auf das vegetative Nervensystem auswirke und man ein leichtes Zittern nicht verhindern könne. Es war 17.02 Uhr. Ich drückte meine Zigarette aus – vor 4 Jahren.«
Hauptmann Gerhard B., Donauwörth

»Ich wurde zum Nichtraucher, weil ich bei Bekannten großspurig versprach, ab 1.1.78 nicht mehr zu rauchen. Ein Bekannter setzte daraufhin unter meinem Namen eine Annonce in die Zeitung: Ab 1. 1. ein neues Image. An Silvester rauchte ich 5 Minuten vor 12 die letzte Zigarette.«
Hans K., Augsburg

»Habe an einem Tag ununterbrochen geraucht. Am nächsten Tag konnte ich keinen Zigarettenrauch mehr vertragen. Seit der Stunde bin ich Nichtraucher – seit nun schon 5 Jahren.«
Heinrich S., Duisburg

»Die letzten Zigaretten habe ich in einem Einmachglas unter Wasser zu einem Brei zermörsert und hieran immer tief geschnuppert, wenn ich mal meinte, ich müsse wieder rauchen. Der schwarze Satz, der sich mit der Zeit bildete, und der Gestank haben mir mein Rückgrat so gefestigt, daß nun nach 15 Jahren kein Rückfall mehr zu erwarten ist. Man verwahre so ein Glas aber ein ganzes Jahr auf. Man braucht es immer wieder.«
Hans W., Bielefeld

»Ich war früher mit täglich 50 bis 60 Zigaretten ein starker Raucher. Daher lachte meine Frau mich auch so schallend aus, als ich ihr nach dem Kauf von zwei Stangen Zigaretten und einer davon gerauchten Zigarette erklärte: So, das war meine letzte; die übrigen 419 Stück sehe ich mir höchstens noch an. Inzwischen sind schon 5 1/2 Jahre ohne Zigaretten vergangen. Und es macht mir nicht das Geringste aus, wenn in meiner Nähe geraucht wird.«
Karl-Josef C., Remscheid

»Eine Zigarette nach 4 bis 5 Lungenzügen mit eigenem Speichel löschen und in eine leere Zigarettenschachtel stecken. Sobald Rauchverlangen wieder auftritt, alte Zigarette wieder herausholen. Und nach wenigen Zügen wieder löschen. Nach mehreren Zigaretten, die immer schlechter schmecken, hat das Laster ein Ende.«
Viktor S., Lüdenscheid

»Die ganzen Rauchartikel habe ich nach meinem Entschluß gleich verbrannt.«
Peter O., Heimenkirch

»In jedem Zimmer meiner Wohnung, im Auto, im Büro hatte ich volle Zigarettenschachteln griffbereit liegen. Ich brauchte nur zuzugreifen. Da ich es aber nicht tat, war ich richtig stolz und glücklich, von diesem Laster nicht mehr abhängig sein zu müssen. Nach 14 schweren Tagen habe ich sämtliche Zigaretten in den Abfalleimer geworfen (andere sollten sich an diesen Zigaretten nicht unglücklich machen); seit Jahren bin ich stolzer Nichtraucher.«
Günter G., Werner a. d. Lippe

»Ich habe ja im ZDF-Gesundheitsmagazin PRAXIS mal über's Rauchen geschimpft. Und habe gesagt, man soll nicht rauchen. Mein jüngster Sohn meinte dann zu mir: › Papa, eines verstehe ich nicht; im Fernsehen hast Du gerade gesagt, die Leute sollen nicht rauchen, und Du rauchst selber Zigarre. ‹ Von dieser Sekunde an habe ich überhaupt nie mehr geraucht, weder ein Zigarillo noch eine Zigarre.«
Professor Dr. Wolfgang St., Göttingen

»Mein Urgroßvater nagelte mit 70 seine Zigarrenkiste zu, weil er nicht weiterrauchen wollte. Er wurde 93 Jahre alt.«
Dr. Christian F., Mainz

▆ Erfüllte Wünsche

»In der ersten Zeit hat mir sehr die tägliche Rücklage von DM 2.–, vorheriger Zigarettenbedarf, geholfen.

Von diesem Geld wurden und werden besondere persönliche Wünsche wie Heimwerkermaschinen, wertvoller Photoapparat u. a. erfüllt.«
Wolfgang H., Köln

»Meine Frau sagte mir: Wenn Du ab sofort überhaupt nicht mehr rauchst, ob daheim, bei Freunden, beim Sängerabend oder beim Kegelabend, und dafür täglich mindestens 5.– DM in ein Sparschwein legst, dann werde ich zusätzlich den gleichen Betrag sparen, und wir könnten dann mindestens bis Jahresende unser altes Kraftfahrzeug gegen ein neues eintauschen. Genau so geschah es.«
Herrmann S., Porta Westfalica

»Ich habe jeden Tag 6 Mark in eine Spardose geworfen. Einen kleinen Anreiz muß die Sache schon haben.«
Margret K., Alsdorf

»Das eingesparte Geld von monatlich 100 DM habe ich auf mein Sparbuch überwiesen.«
Karl-Josef C., Remscheid

»Einen Anreiz gab mir auch mein Chef. Er kündigte mir an, er würde mir 50 Pfennig pro Stunde mehr zahlen, wenn ich mit dem Rauchen aufhörte. Vorher hatte ich am Tag 60 bis 80 Zigaretten geraucht. Aber ich schaffte es in einer Woche. Sie war zwar furchtbar. Aber mir geht es seit damals gesundheitlich sehr gut.«
Peter O., Heimenkirch

»Mein Mann versprach unseren Kindern lebenslänglich eine Rente in Höhe des eingesparten Geldes für Zigaretten, wenn sie das Rauchen lassen könnten. Jedes Jahr an Weihnachten wird sie ausbezahlt.«
Irmgard B., Nalabach

Tricks und Tips

»Mein Patentrezept: eine Kunstzigarette, die ich bis heute aufbewahrt habe.«
Anni K., Frankfurt

»Man muß sich einsuggerieren: Ich brauche gar nicht zu rauchen; wenn ich jetzt rauche, wird mir schlecht. Dies hat mir sehr geholfen.«
Renate S., Winterberg

»Mir gelang es, unter Zuhilfenahme von Antirauchertabletten vom Rauchen loszukommen. Mir ist klar, daß die Tabletten nicht halfen. Der Wille war entscheidend, doch schien es mit Tabletten leichter zu gehen.«
Horst M., Hamburg

»Mein Erfolgsrezept: man kauft eine Packung Zigaretten, zerreißt oder zertritt sie. Beim nächsten Appetit derselbe Vorgang. Immer wieder. Nach der Vernichtung der 20. bis 30. Packung hat man schon Freude an dieser Vernichtung und langt sich an den Kopf, daß es doch gar nicht so schwer ist, das Rauchen aufzugeben. Der Erfolg ist 100%ig. Die Kosten: höchstens 100 Mark.«
Richard M., Selb

»Ich kaufte eine Schachtel Zigaretten und schrieb in den Deckel mit Filzstift: ›Feigling! Schaffst es ja doch nicht!‹ Damit war der Griff nach der Schachtel beim Aufklappen gestoppt. 3 Tage war es nicht ganz leicht, aber dann war's geschafft.« – »Meinen Freunden habe ich erzählt, ich stelle mir vor, der Zigarettenfabrikant sitzt an einem herrlichen Strand mit schönen Frauen, und ich rauche mir dafür den Krebs an den Hals.«
Ewald S., Bielefeld

»Mir wurde empfohlen, statt Zigarette lieber mal einen zuckerfreien Kaugummi in den Mund zu stecken. So dumm das klingt, aber es hat mir geholfen. Also lieber kauen, als rauchen!«
Karin R., Bergisch Gladbach

Gewichtige Erfahrungen

Mein Mann nahm in den ersten 6 Monaten 2 Kilo zu; aber seit der Zeit hält sich das Gewicht.«
Birgit G., Münster

»Ich esse weniger, seitdem ich nicht mehr rauche, habe also dadurch mein Gewicht reduziert.«
Karin R., Bergisch Gladbach

»Zuerst habe ich sehr zum Nachteil meines Gewichts immer genascht, wenn mich das Verlangen nach dem Glimmstengel überkam. Aber mittlerweile ist es mir gelungen, das auch zu überwinden und mein Gewicht reduziert sich auch wieder durch etwas F.d.H. Das Schönste ist, es ist mir gelungen, meinen Mann davon zu überzeugen, so daß er seiner Gesundheit zuliebe auch das Rauchen aufgegeben hat.«
Renate S., Winterberg

»Ich habe mich nicht durch Kaugummi, Bonbons etc. abgelenkt, sondern das Thema Rauchen ganz einfach aus meinen Gedanken gestrichen.«
Erwin N., Freising

Schrittweise zum Erfolg

»Jeden Tag habe ich mir die erste Zigarette eine Stunde später gegönnt. So bin ich innerhalb von ca. 40 Zigaretten auf Null gekommen.«
Erika E., Köln

»Ich schaffte es mit der 5-Minuten-Methode, dem blauen Dunst zu entsagen. Das heißt, ich begann jeden Tag fünf Minuten später mit der ersten Zigarette und rauchte danach ganz normal weiter. So entzog ich dem Körper das Nikotin ganz langsam. Als ich bei 22 Uhr anlangte, konnte ich aufhören. Die letzte Zigarette war dann direkt lästig.«
Walter G., Haar

Mit Akupunktur und Hypnose

»Ich habe lange geraucht. Seit 1945. Schon als Junge ging das los. Die Amis haben mir ab und zu mal eine Zigarette gegeben: So hat sich das langsam eingespielt. Zuletzt auf 30 bis 50 Stück am Tag. Zigaretten, das war das erste, was ich morgens gedacht habe. Wie ein Alkoholiker. Ich brauchte gleich eine Zigarette. Bis ich langsam merkte, daß es mit der Luft irgendwann Schwierigkeiten gab. Da habe ich mir gedacht, ich muß das sein lassen, es ist besser aufzuhören. Doch alleine habe ich das nicht geschafft. Erst bei einer Ärztin, die mit Ohrakupunktur arbeitete. Die hat mir 1987 im rechten Ohr 2 und in dem linken Ohr 3 Nadeln gesetzt. Von dem Moment an wollte ich keine Zigarette mehr. Mittlerweile sind 8 Jahre vorbei, und ich kann keinen Rauch mehr riechen. Ich habe meine ganzen Möbel aus meinem Appartment rausgeschmissen, habe neu tapezieren lassen, und ich hatte kein Verlangen mehr, ich wollte einfach nicht mehr. Ich hab ein neues Auto bestellt ohne Aschenbecher; ich hab's auch gekriegt. Das einzige Auto in Mainz ohne Aschenbecher. Ich vermisse nichts. Im Gegenteil. Habe auch viel Geschmack wieder beim Essen. Ich bin heute froh dafür. Und habe Geld gespart. Nach den heutigen Preisen 10–15 Mark täglich. Das bringt für mich alle Jahre einen schönen Urlaub! Die meisten Kollegen rauchen aus Langeweile. Später werden sie es mal bereuen. Ich sag immer: »Hört doch auf, es bringt nix. Es schmeckt auch so. Es geht Euch besser.«

Manfred Sch., Taxifahrer, Mainz, 60 Jahre alt

»Ich habe immer viel Sport getrieben, habe selbst Gymnastikunterricht gegeben, aber manchmal beim Skifahren Herzbeschwerden bekommen. Da habe ich mir so meine Gedanken gemacht und gedacht: wenn Du weiter Skifahren und Dich sportlich betätigen willst, dann mußt du aufhören. Als ich vor 16 Jahren eine schwere Kiefernsache hatte und mir 7 Zähne auf einmal ziehen lassen mußte, war das die Gelegenheit, weil man dann sowieso nicht rauchen sollte. Am Abend vor der Operation habe ich noch heftig gequalmt. Untertags nicht, aber wenn ich vor dem Fernseher saß am Abend, war ich buchstäblich Kettenraucherin. Da habe ich eine nach der anderen geraucht. Ich war zuletzt todunglücklich und hab gedacht: »Jetzt hast Du wieder geraucht. Du schaffst es nicht.« Doch dann habe ich den vollen Aschenbecher, so wie er war, mit den Kippen in die Mülltonne geworfen und habe hinzugefügt: »Schluß, aus – ich will wirklich nicht mehr.« Mein Zahnarzt, der sich auch mit Hypnose befaßte, hat mich dann nach dem Eingriff im Behandlungsstuhl noch hypnotisiert; ich war auch bereit dazu. Und von dem Moment an habe ich keine Zigarette mehr genommen.

Seitdem bin ich wieder sehr intensiv und viel Ski gefahren, habe mich sogar gesteigert, obwohl ich älter wurde.«
Annemie Th., Nürnberg

Wetten, daß ...?!

»Ich bin durch meinen Schwiegervater Nichtraucherin geworden. Er bot mir 1000,- DM an, wenn ich es schaffen würde, ein Jahr lang nicht mehr zu rauchen. Ich habe mich daran gehalten und fühle mich sehr wohl dabei. Mein Schwiegervater hat mir gesagt, daß meine Haut viel schöner geworden ist. Er ist genauso stolz wie ich.«
Renate J., Kiel

An einem 17. Juni verlor mein Mann eine Wette um 6 Flaschen Sekt, daß unsere Nachbarin es nicht schaffen würde, ein Jahr nicht mehr zu rauchen. Als wir mit der ersten Flasche auf den Erfolg der Nachbarin anstießen, meinte mein Mann ganz großzügig zu mir: Wenn Du auch aufhörst, bekommst Du ebenfalls eine Flasche Sekt von mir. Großes Gelächter. Denn eine Flasche Sekt gegen 20 bis 40 Zigaretten pro Tag, das war doch nichts. Also entschloß sich mein Mann zu einer anderen Alternative. Er bot an: Wenn Du nicht mehr rauchst und dafür täglich die gesparten 3 Mark ansammelst, hast Du nach einem Jahr DM 1.095,- zusammen. Ich verdopple das dann um den gleichen Betrag. Du kannst Dir dann die langersehnte Pelzjacke kaufen, und ich habe die Freude frischer Luft in unserem Hause.«
Anke S., Bremen

»Der Grund meines Rauch-Stops war eine Vereinbarung mit meiner damaligen Freundin, meiner heutigen

Frau: Für jede Zigarette, die ich noch rauchen würde, hätte ich 1 DM zu zahlen. Gleiches galt für meine Freundin. Gezahlt habe ich keine einzige Mark – und bekommen auch nicht. Ich bin dadurch Exraucher seit Anfang Januar 1968!«

Ralf-Ingbert S., Collinghorst

»Ich war 13 Jahre sehr starker Raucher. Plötzlich, während einer Kur, hatte einer aus unserer kleinen Gruppe die Idee, wir hören während der Kur 4 Wochen zu rauchen auf. Alle Zigaretten, die wir noch bei uns hatten, wurden auf den Tisch gelegt und an diesem Abend noch aufgeraucht. Dann wurde mit Handschlag abgemacht, wer beim Rauchen ertappt wird, muß pro Zigarette 5 DM Strafe zahlen. Es kam dann dazu, was ich nie für möglich gehalten hätte: Seit diesem Tage habe ich keine Zigarette mehr angefaßt.«

Lothar B., Bad Ems

»Als ich 16 Jahre alt war, schlossen mein Vater und ich einen Anti-Raucher-Vertrag. Ich rauchte freiwillig nicht; er gab mir genau so freiwillig täglich eine Prämie von l Mark. Der Trick: das Geld wurde 2 Jahre gespart. Ein einziger Rauchzug hätte den Vertrag beendet. Diese moralische Verpflichtung war so groß, daß ich nicht einmal heimlich geraucht habe.«

Elsegret R., Berlin

»Als Druckmittel zur Verstärkung meines Entschlusses habe ich mit meiner Freundin einen Vertrag abgeschlossen, daß ich ihr 4 Küchenstühle bezahlen muß, wenn ich mir eine Zigarette anstecke.«

Wilfried E., Wächtersbach

»Ich habe meiner Freundin versprochen, für jede Zigarette, die ich noch rauchen sollte, 10 Mark zu bezahlen. So habe ich es geschafft – als Schüler schon.«
Ernst R., Bremen

»Immer wieder, immer stärker dachte ich über das Aufgeben der Raucherei nach, bis ich dann eines Tages »reif« war. Zusammen mit einer befreundeten Familie war ich in Dänemark auf Urlaub. Es gab keinen Streß, keinen Zeitdruck, keine Schreibmaschine, keine Pressekonferenzen, keine Themendiskssionen – nur Ruhe. Da saß ich dann mit meinem Bekannten. Wir sprachen bei einer Zigarette über das Rauchen und davon, daß man es eigentlich aufgeben müßte. Plötzlich stand das Wort im Raum: »Wollen wir aufhören?« Gesagt, getan. Wir löschten lachend die Glimmstengel, trugen unsere Zigarettenpackungen mit dem restlichen Inhalt nach draußen und warfen sie in die Mülltonne, besiegelten diese Tat per Handschlag und waren ebenso kindlich neugierig wie stolz. Keiner von uns packte dann im Urlaub wieder eine Zigarette an. Wir beäugten uns argwöhnisch. Wieder zu Hause und bei der Arbeit begann ich überall im Kollegen- und Bekanntenkreis voller Großspurigkeit zu vermelden, daß ich das Rauchen aufgegeben hätte und nun endgültig »nie mehr« damit anfangen würde. Manche lächelten mitleidig, andere frozzelten. Das reizte mich. Ich verschenkte meine Feuerzeuge und bot jedem an: »Wer mich beim Rauchen erwischt, dem zahle ich 10 Mark.« Trotzdem drohte ich manchmal rückfällig zu werden – auch noch nach einem Jahr Nikotinabstinenz. Ich lutschte dann mal Pfefferminz, kaute Kaugummi oder knabberte Kekse, wenn der Streß zu nervöser Betätigung zwang. Doch seit neun Jahren habe ich das Rauchen aufgegeben. Mein Bedauern gilt oft den Kollegen, die um mich herum noch hektisch und nervös nach den Zigaretten greifen,

den Zigaretten, die nichts besser, kommunikativer oder leichter machen, mögen das die Raucher auch immer wieder behaupten.«
Dieter H., Journalist, Frankfurt *

Prominente Beispiele

»Manchmal kommt der kleine Teufel und rät mir, unterwegs im Auto, doch ranzufahren und mir einfach eine Packung Zigaretten zu holen. Aber ich will nie mehr rauchen. Und wenn der kleine Teufel nicht aufhört, mir das einzusagen, dann sage ich es laut im Auto: Ich will nicht mehr rauchen! Dann verstummt er, Gott sei Dank.«
Uschi Glas, Schauspielerin

»Ich wette, daß Du nicht aufhören kannst zu rauchen«, sagte Noel Coward eines Tages zu mir. »Natürlich kann ich das«, antwortete ich und drückte meine Zigarette aus. Für mich war es leicht, denn ich hatte keinen Grund zu rauchen. – Ich habe mein Wort gehalten und nie wieder geraucht.«
Marlene Dietrich

»Heutzutage ist es in, clean zu sein. Damals in den 70er Jahren war es in, sich vollzududeln und dann Rock'n Roll zu spielen. Auf Partys wirkt man einfach viel interessanter, wenn man nicht trinkt und nicht raucht. Hinter dem Rücken wird genuschelt: Man, der ist echt cool. Ich habe früher viel geraucht. Heute bin ich ein Vollblutsänger, d.h. entweder Zigaretten oder Karriere. Ich werde meine Karriere nicht wegen einer beschissenen Zigarette in den Wind schießen.«
Andrew Strong, Sänger

Gute Beispiele

»1977 erkrankte ich schwer an einer Herzinnenwandinfektion. Ich lag lange Zeit in der Klinik und hatte vielen anderen Rauchern gegenüber einen Vorteil: Ich mag entwürdigende Geheimnistuerei nicht. Ich mag nicht heimlich auf Toiletten rauchen, versteckt hinter Fenstern, Türen oder Vorhängen. So habe ich während meines langen Klinikaufenthaltes keine Zigarette angerührt, wenngleich ich sie oft sehnsüchtig ansah. Einige Tage befand ich mich sogar auf der Intensivstation, wo 3 Monate zuvor mein Vater gestorben war. Hier hatte ich Zeit, nachzudenken. Ich dachte darüber nach, daß sich irgend etwas Entscheidendes an meiner Lebensweise ändern müsse. – In der Kur hatte ich großes Glück. Gleich zu Anfang lernte ich ausschließlich Nichtraucher kennen. Wie wichtig war diese unverhoffte Hilfe! Die Raucher zog es verständlicherweise nach dem Essen in das Raucherzimmer. Die Leute, mit denen ich mich angefreundet hatte, zog es in die frische Luft, in den Park zum Spaziergang. Die Bewegung im Freien erwies sich als die beste Therapie gegen Abgespanntheit und Nervosität. Das habe ich später beibehalten. Ich hielt mich vorwiegend da auf, wo ich nicht auf Qualm stieß. Anfangs (es ist nicht zu umgehen, auf Raucher zu treffen) fiel es mir hin und wieder recht schwer, »nein danke« zu sagen. Ich mag die gesamte Gestik, die das Rauchen ausmacht: Das Öffnen der Handtasche, Schachtel raus, während der Unterhaltung eine Zigarette nehmen, das Klick des Feuerzeugs, den Kopf ein wenig zur Seite, ziehen, »danke«, Asche abstreichen. Ich weiß auch nicht genau wie, aber ich konnte und kann widerstehen. Nun schon seit Jahren.«
Angela S., Erzieherin, Offenbach *

Erfreuliche Wirkungen

»Ich fühle mich in jeder Weise erheblich wohler. Meine Familie freut sich und »bewundert« mich ob der großen Leistung!«
Heinz H., Neuwied

»Ich zahle keine unnötige Tabaksteuer. Ich brauche nicht mehr zu husten. Ich brauche nicht mehr zu spucken. Ich habe immer 3 Mark in der Tasche. Ich stinke auch nicht mehr nach verbranntem Tabak.«
Viktor S., Lüdenscheid

»Jeden zigarettenfreien Tag werte ich als eine 'Boxkampf-Runde' für mich. Bisher habe ich ca. 2.800 Runden für mich entschieden ... ohne eine Runde abzugeben.«
Herbert B., Wolfsburg

»Ich fühle mich ohne diesen blauen Dunst, der alt und häßlich macht, viel wohler, ja ich fühle mich befreit. Ein strahlend weißes Gebiß, ob echt oder falsch, ist etwas herrliches; Rauch schadet auch da.«
Karin R., Bergisch Gladbach

»Meine Haut ist wieder viel reiner und schöner geworden. Der ewige Geruch von kaltem Rauch ist aus meinen Kleidern und aus der Wohnung verschwunden. Ich fühle mich einfach rundum frischer. Ich bin stolz darauf, daß ich es geschafft habe.«
Marlene W.

»Seit ich nicht mehr rauche, bin ich einfach viel fitter. Ich konnte es zunächst kaum fassen. Das Atmen fällt viel leichter, selbst beim Treppensteigen, auch mit

schweren Einkaufstauschen. Sogar mein Raucherhusten – es hat lange gedauert, bis ich zugeben konnte, daß es Raucherhusten war – ist ziemlich schnell verflogen. Überhaupt ist mein körperliches Wohlbefinden viel besser seitdem. Ich rieche und schmecke plötzlich viel mehr.«
Günter P.

»Das Nichtrauchen hat mir mein Leben verlängert.«
Richard M., Selb

»Ich freue mich über jeden Tag, den ich ohne Zigarette verbringe.«
Claudia H., Berlin

»Es ist ein Genuß, Nichtraucher zu sein.«
Gerhard B., Donauwörth

---

[*] Aus »Zeitschrift der Deutschen Herzstiftung«

9 Rauchzeichen: Sprüche, die den Rücken stärken

Wer raucht, spielt mit dem Feuer!

Die modernen Sklavenketten:
Zigaretten, Zigaretten!

Nikotin bringt Milliarden Mark ins Bundeshaus.
Und Millionen Menschen ins Krankenhaus.

In Gesellschaft raucht sich's fein,
aber krank wirst du allein!

Nur kurze Zeit Genuß,
für lange Zeit Verdruß!

Rauche – rase – raste nicht!

Jung geraucht, alt verbraucht.

Wer zu viel raucht, verheizt sich selbst.

Jeder Zug einer Zigarette
kann ein Atemzug weniger sein.

Zug um Zug dem Grabe näher!

In Lungen voll Teer
hat's der Krebs nicht schwer!

Der Krebs raucht mit!

Glimmstengel – Todesengel.

Der Tod fährt Lungenzug.

Vom Rauch umworben,
an Krebs gestorben.

Rauchen fördert Krebs,
wenn Du's nicht glaubst, erleb's!

Rauche weniger –
lebe länger.

Sei kein Kettenraucher,
sei Normalverbraucher.

Weniger Lungenzüge, mehr Klimmzüge!

Entscheide selber: Gesundheit oder Zigarette!

Warum denn erst verschreiben lassen,
Was man doch selbst weiß:
Bleiben lassen!!!

Laß Deine Gesundheit nicht in Rauch aufgehen!

Hör auf zu rauchen!

Lebe gesund, ohne Rauch, ohne Bauch!

Kampf dem Dampf!

Mach Lungenzüge mit Sauerstoff!

Rauchen Sie die nächste Zigarette erst morgen!

Rauche nicht und trinke mäßig,
laufe viel, sei nicht gefräßig!

Mit 20 Jahren ein Vergnügen
Mit 30 Jahren eine Gewohnheit
Mit 40 Jahren ein Laster
Mit 50 Jahren ein Gift
Mit 55 Jahren Angina pectoris
Mit 60 Jahren eine Spezialeintragung im Totenschein
Bad Nauheimer Raucherentwöhnungstherapie

Was ist eine Zigarette?
Ein Stück Stroh.
An einem Ende Feuer,
am anderen ein Dummkopf.
Sir Virgil Scott

Küss' einen Nichtraucher – und Du wirst den Unterschied genießen!

»Das Rauchen hat einen unschätzbaren Vorteil. Früher oder später führt es zu einem Herzinfarkt, der das Leben des Rauchers so abkürzt, daß es ihm erspart bleibt, an Lungenkrebs zu sterben.«
Professor Orschner

Ohne Rauch geht's auch!

10 Nützliche Adressen

Ärztlicher Arbeitskreis Rauchen und Gesundheit
Dr. B. Humburger
Osterbergstr. 23
74206 Bad Wimpfen
Tel. 07063/6677 oder 8982

Beratungsstelle für Kinder, Jugendliche
und Erwachsene
Mühlenweg 35
47608 Geldern
Tel.: 02831/3531

Berufsverband Deutscher Psychologen
Heilsbachstraße 22
53123 Bonn

Bundeszentrale für gesundheitliche Aufklärung
Ostmerheimer Str. 200
51109 Köln

Deutsche Akademie für Akupunktur
und Aurikularmedizin
Poppenbütteler Landstraße 11a
22391 Hamburg

Deutsche Hauptstelle gegen die Suchtgefahren DHS
Postfach 1369
59003 Hamm

Deutsche Liga zur Bekämpfung des
hohen Blutdruckes e. V.
Deutsche Hypertonie-Gesellschaft
Postfach 10 20 40
69010 Heidelberg

Deutscher Verein für Gesundheitspflege
Eschersheimer Landstr. 32
60322 Frankfurt am Main

European Bureau for Action
on Smoking Prevention
117, Rue de Attrébates
1040 Bruxelles/Belgien

Infobüro Tabakentwöhnung
Uhlandstraße 11
60314 Frankfurt
Tel. 069/43 02 38
Fax 069/43 87 86

Koalition gegen das Rauchen
Heilsbachstraße 30
53123 Bonn

Nichtraucher-Initiative Deutschland e. V.
Carl-von-Linde-Str. 11
85716 Unterschleißheim

rauchfrei leben
Selbsthilfe für Tabakrauchgeschädigte
Vors. Karl Dimmig
Im Niederfeld 3
41462 Neuss
Tel. 02131/54 16 26

Stiftung »Immunität und Umwelt«
Am Bahnhof 1–3
59368 Werne
Tel. 02389/79 72 23

11 Literatur und Quellen

Balde, Jakob: »Die trockene Trunckenheit«, Nürnberg 1658
Böse, Georg (1957) Im blauen Dunst. Eine Kulturgeschichte des Rauchens. Deutsche Verlagsanstalt Stuttgart
Bundeszentrale für gesundheitliche Aufklärung (1992) Die Freiheit des Abenteuers. Köln
Bundeszentrale für gesundheitliche Aufklärung (1988) Ja, ich werde Nichtraucher. Köln
Bundesvereinigung für Gesundheitserziehung (1980) Rauchen oder Gesundheit – Deine Wahl.
Bundeszentrale für gesundheitliche Aufklärung (1993) Rauchfrei. Köln
Bundeszentrale für gesundheitliche Aufklärung (1987) 15 Sekunden zum Nachdenken. Köln
Hammer O (1987) Rauchen verlernen. Jungjohann Verlagsgesellschaft, Neckarsulm
Klaidman S (1991) Health in the headlines. Oxford University Press, Oxford
»Koalition gegen das Rauchen« (1994) KGR Bonn
Mohl H (1975) Sieben Erfolgsprogramme für die Gesundheit. Econ, Düsseldorf
Mohl H (1984) SUCHT – Erfahrungen, Probleme, Informationen. Goldmann, München
Nichtraucher-Programm Baden-Württemberg (1986) Thesen und Empfehlungen. Landesarbeitsgemeinschaft Baden-Württemberg, Stuttgart
Rahmede J (1983) Passivrauchen. Verlag Dr. Peter Mannhold, Gelsenkirchen
Rausch und Realität – Drogen im Kulturvergleich (1981) Rautenstrauch-Joest-Museum, Köln
Schmidt F (1984) Raucherentwöhnung. Rowohlt, Reinbek

Taylor P (1994) Smoke ring – The politics of tobacco. The Bodley Head, London

Tobacco and Health in the European Union (1994) European Bureau for Action on Smoking Prevention, Bruxelles

Wissenschaftlicher Aktionskreis Tabakentwöhnung (1992) Gesundheitsberatung zur Tabakentwöhnung. Fischer, Stuttgart

Abbildungsnachweis

Abb. 1, 22   Jules Stauber
Abb. 2   Herzzentrum Nordrhein-Westfalen, aus: Mannebach H (1992) Das Herz. Springer-Verlag, Berlin Heidelberg
Abb. 3   AOK Bundesverband, Bonn
Abb. 4   Archiv für Kunst und Geschichte
Abb. 5   Amberger-Lahrmann M, Schmähl D (1988) Gifte. Springer-Verlag, Berlin Heidelberg
Abb. 6, 16, 26   Bundeszentrale für gesundheitliche Aufklärung
Abb. 7   Barmer Ersatzkasse
Abb. 11a–c   Bose HJ (1990), Krankheitslehre, Lehrbuch für die Krankenpflegeberufe. 3., berarb. u. erg. Aufl., Springer-Verlag, Berlin Heidelberg
Abb. 12   VG Bild-Kunst, Bonn 1995
Abb. 13, 21   Lebensstil 2000 e.V., Fulda
Abb. 20   Satirikon '80, Eulenspiegel – Das Neue Berlin, Verlagsgesellschaft
Abb. 24   Pharmacia GmbH, Erlangen
Abb. 25   Zyma GmbH, München

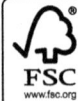

MIX
Papier aus verantwortungsvollen Quellen
Paper from responsible sources
FSC® C105338

If you have any concerns about our products,
you can contact us on
ProductSafety@springernature.com

In case Publisher is established outside the EU,
the EU authorized representative is:
**Springer Nature Customer Service Center GmbH
Europaplatz 3, 69115 Heidelberg, Germany**

Printed by Libri Plureos GmbH
in Hamburg, Germany